Schleip

Richtig einkaufen bei Histamin-Intoleranz

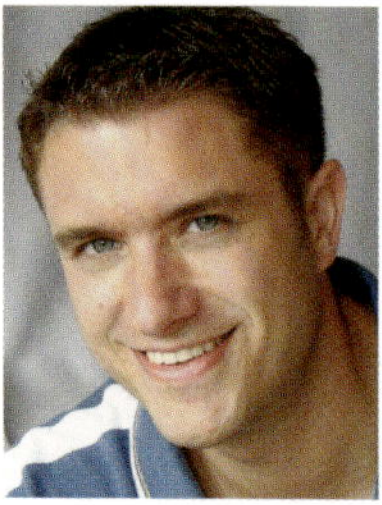

Thilo Schleip kennt aus eigener Erfahrung die Probleme von Menschen mit Lebensmittel-Unverträglichkeiten: Viele Jahre litt er unter den Beschwerden einer Laktose-Intoleranz und anderer Unverträglichkeiten, bis nach einer langen Ärzteodyssee endlich die richtigen Diagnosen gestellt wurden.
Um dies anderen Erkrankten zu ersparen, hat er mehrere sehr erfolgreiche Bücher zu den Themen Reizdarm, Laktose-, Fructose- und Histamin-Intoleranz geschrieben.
Außerdem ist Thilo Schleip Gründer und Inhaber des Online-Shops Laktonova für Menschen mit Unverträglichkeiten.

Thilo Schleip

Richtig einkaufen bei

Histamin-Intoleranz

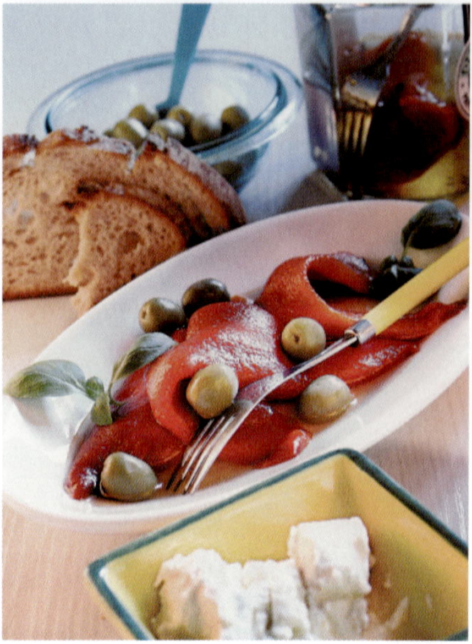

TRIAS

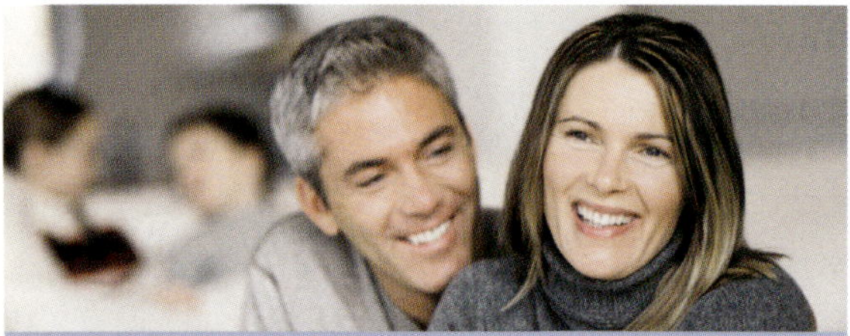

Die Erkrankung

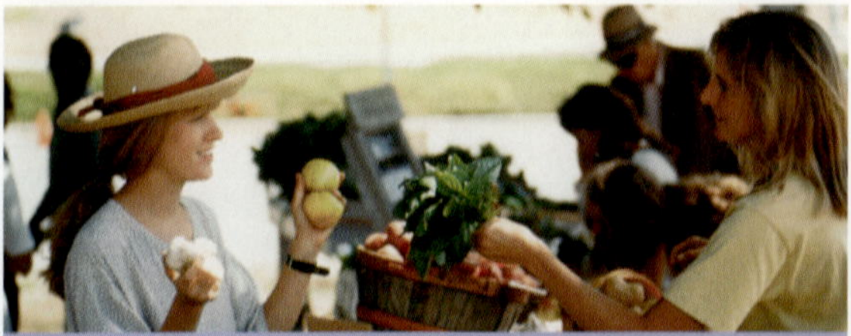

Einkaufs-Tabellen

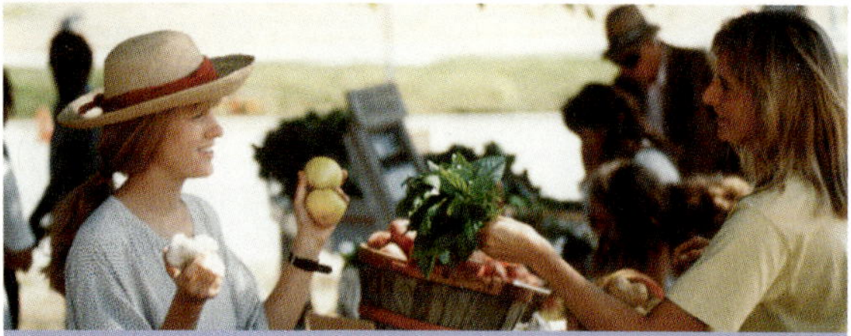

Einkaufs-Tabellen

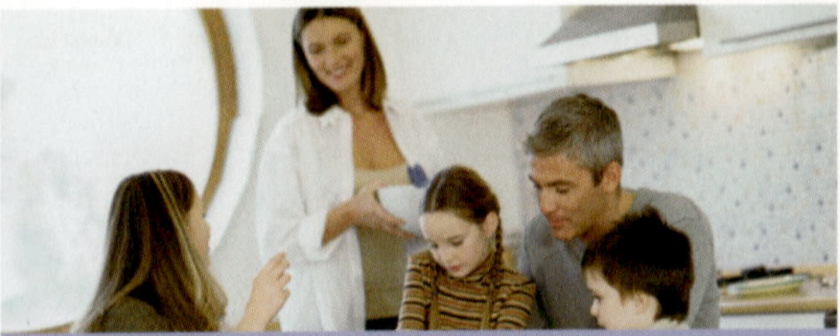

Kochen und unterwegs essen

Liebe Leserin, lieber Leser,

Histaminbedingte Beschwerden können einem das Leben zur Qual machen, besonders wenn man den Auslöser noch gar nicht identifiziert hat. Doch auch wer über diesen Enzymdefekt Bescheid weiß, leidet nicht selten unter den Folgen von Diätfehlern, die ihm trotz sorgfältiger Speisenauswahl unterlaufen. Und so drohen den Betroffenen nach jeder Mahlzeit pseudoallergische Reaktionen, die sich im Magen-Darm-Trakt niederschlagen oder auch Asthma, Migräne, Übelkeit oder Hautirritationen hervorrufen.

Vermutlich haben Sie diese Erfahrungen bereits selber gemacht. Wer unter einer Histamin-Intoleranz leidet, der durchlebt oft eine lange Zeit voller Beeinträchtigungen, die nicht selten durch Unverständnis von Außenstehenden begleitet wird. Nur in seltenen Fällen wird diese Krankheit auf Anhieb richtig erkannt und noch seltener auch effizient behandelt.

Viele Betroffene fühlen sich alleingelassen mit ihren Symptomen. Nur wenige haben das Glück, von ihren Ärzten, Ernährungsberatern und Heilpraktikern brauchbare Ratschläge zu erhalten, die es ihnen ermöglichen, tatsächlich beschwerdefrei zu leben. Besonders beim Einkauf im Supermarkt, in der Bäckerei, im Bioladen oder beim Metzger bekommen Sie zu spüren, dass dieser Enzymdefekt bei weitem noch nicht so bekannt ist, wie er es verdient hätte. Verkaufspersonal kann Ihnen in der Regel keine Auskunft über Histamingehalte und andere Faktoren geben, die für Sie als Betroffene(r) von Bedeutung sind. Auch die Zutatenlisten von Lebensmitteln sagen nichts über die Verträglichkeit aus, es sei denn, Sie wissen genau, worauf zu achten ist.

Erfreulicherweise aber zeigen sich zahlreiche Lebensmittelproduzenten kooperativ und hilfsbereit bei der Zusammenarbeit mit Menschen, die aufgrund ihrer gesundheitlichen Situation besonderen Ernährungsanforderungen unterliegen. Diesem Umstand ist es zu verdanken, dass der vorliegende Einkaufsratgeber entstehen konnte. Die Hersteller haben sich bereit erklärt, ihr Angebot an Speisen und Getränken hinsichtlich ihrer Eignung bei Histamin-Intoleranz einer kritischen Prüfung unterziehen zu lassen. Hierfür möchte ich mich im Namen aller Betroffenen herzlich bedanken.

Die Auswahl an Lebensmitteln in den Tabellen finden Sie in herkömmlichen Supermärkten, in Reformhäusern, Naturkost- und Biomärkten in jeder Stadt in Deutschland, Österreich und der Schweiz. Mithilfe dieses handlichen Ratgebers können Sie noch vor Ort entscheiden, ob Sie ein bestimmtes Lebensmittel bedenkenlos einkaufen dürfen oder ob Sie sich lieber für eine Alternative entscheiden. Die richtige Auswahl gesunder Speisen sollte damit zur Grundlage einer gesunden und wohlbekömmlichen Ernährungs- und Lebensweise werden. Ich wünsche Ihnen dabei viel Erfolg!

Ihr Thilo Schleip,
Köln, im Januar 2006

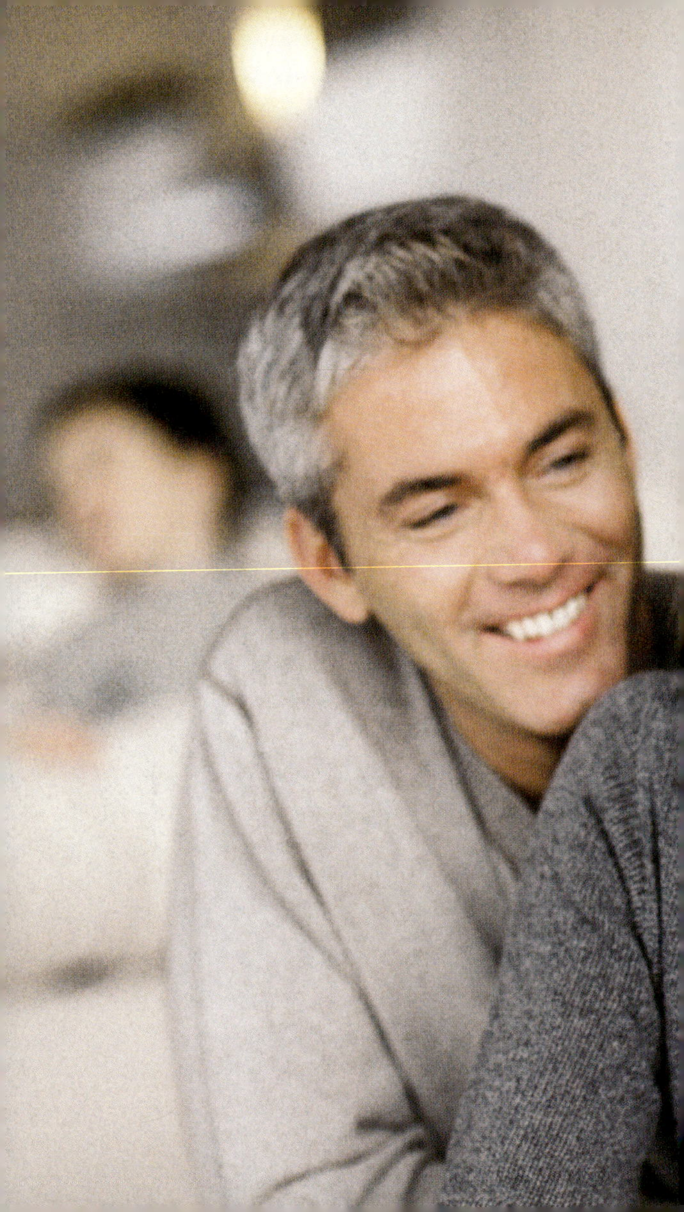

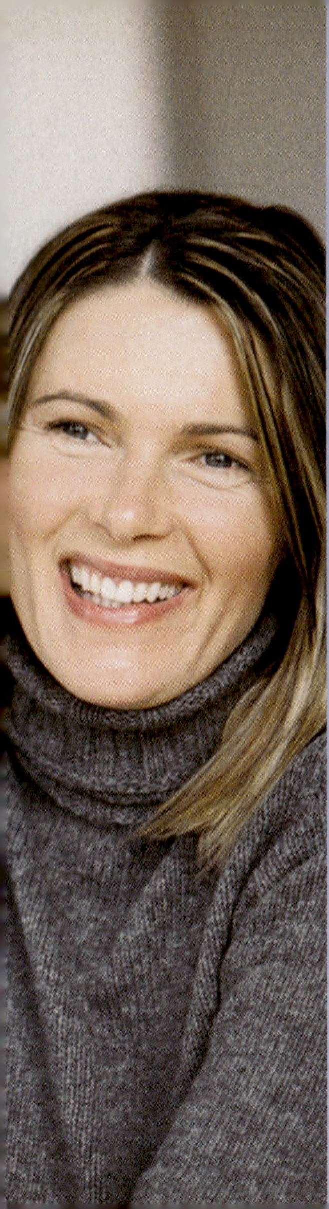

Die Erkrankung

Eine Histamin-Intoleranz ist eine Nahrungsmittel-Unverträglichkeit. Histamin kommt sowohl im menschlichen Körper als auch in vielerlei Lebensmitteln vor. Bei Betroffenen wird der Stoff im Dünndarm nicht ausreichend abgebaut, und bei einer Aufnahme mit der Nahrung besteht die Gefahr einer Histaminüberlastung. Das kann zu verschiedenen Beschwerden führen. Welche Symptome auf eine Histamin-Intoleranz hindeuten, wie der Arzt die Erkrankung erkennt und welche Lebensmittel Sie zukünftig meiden sollten, um beschwerdefrei zu leben, erfahren Sie auf den folgenden Seiten.

Diagnose: Histamin-Intoleranz

Vielleicht haben Sie gerade von Ihrem Arzt erfahren, dass Sie unter einer Histamin-Intoleranz leiden. Möglich ist auch, dass Sie durch eigene Recherchen auf dieses Thema aufmerksam geworden sind. Auf jeden Fall leiden Sie – womöglich schon seit langem – unter gesundheitlichen Beschwerden, die durch eine Unverträglichkeit des Stoffes Histamin verursacht werden. Auch wenn dies nicht gerade eine gute Nachricht für Sie ist, sie beinhaltet dennoch einen positiven Aspekt: Immerhin gehören Sie zu der immer größer werdenden Gruppe von Menschen, die von diesem Enzymdefekt Kenntnis haben. So brauchen Sie zumindest nicht länger zu befürchten, dass Beschwerden unbekannten Ursprungs ohne Vorwarnung über Sie hereinbrechen und Ihnen das Leben zur Qual machen.

Was bedeutet Histamin-Intoleranz?

Bei der Histamin-Intoleranz handelt es sich um eine Nahrungsmittel-Unverträglichkeit gegenüber dem Gewebehormon Histamin. Man bezeichnet diese Form der Intoleranz als Pseudoallergie, weil sie allergieähnliche Symptome hervorruft, jedoch keine echte Allergie ist. Während im Falle einer Lebensmittelallergie der Kontakt mit einem Allergen eine ungewollte Immunreaktion auslöst, findet diese bei der Histamin-Intoleranz nicht statt. Ein Beispiel: Bei einer Lebensmittelallergie gegenüber Fisch setzt das Immunsystem des Allergikers bereits beim Verzehr geringster Mengen Histamin aus den im Körper befindlichen Mastzellen frei und sorgt so für eine Überbelastung des Organismus mit diesem Stoff. Liegt stattdessen eine Pseudoallergie vor, so wird beim Verzehr von nicht fangfrischem Fisch zwar zunächst kein Histamin ausgeschüttet. Gerade Fisch enthält jedoch je nach Art und Dauer der Lagerung große Mengen an Histamin, welche bei einer Histamin-Intoleranz nicht umgehend im Dünndarm abgebaut werden. Dadurch kommt es ebenfalls zu einer Überlastung des Körpers mit diesem biogenen Amin, welche ähnliche und identische Symptome hervorrufen kann wie die allergiebedingte Form.

Kaum bekannt und doch präsent

Auch wenn Sie womöglich nur durch Zufall oder nach langer Ursachenforschung zur Diagnose »Histamin-Intoleranz« gekommen sind, so stellt Ihr Krankheitsbild bei weitem kein Einzelfall dar: Mit einer Häufigkeit von 2–5 % in der erwachsenen Bevölkerung ist dieser Enzymdefekt alles andere als eine seltene Ausnahmeerscheinung. Das Problem besteht eher darin, dass bislang nur ein kleiner Teil der Betroffenen den wahren Grund für seine Beschwerden kennt. Zwar setzt sich langsam auch bei praktischen Ärzten die Erkenntnis durch, doch bis auch der letzte Allgemeinmediziner über Ursachen und Auswirkungen der Histamin-Intoleranz informiert ist, dürfte noch einige Zeit vergehen. Der Hauptgrund für die Außenseiterstellung dieses Krankheitsbildes liegt sicher darin, dass Studien und Forschungsergebnisse zu diesem Thema vergleichsweise jung sind und sich angesichts einer konkurrierenden Informationsflut noch nicht bei allen Medizinern herumgesprochen haben.

Die Diaminoxidase

Damit der menschliche Organismus nicht mit einem Übermaß an Histamin konfrontiert wird, existieren verschiedene enzymatische Abbaumechanismen, von denen der für die Histamin-Intoleranz bedeutendste die Diaminoxidase ist. So bezeichnet man das Enzym, welches bereits im Dünndarm das mit der Nahrung zugeführte Histamin abbaut. Liegt im Dünndarm ein Mangel an Diaminoxidase vor, so spricht man von einer Histamin-Intoleranz. Betroffene verfügen also nicht über genügend Enzyme, um das durch gewöhnliche Lebensmittel aufgenommene Histamin abzubauen. Es kommt so insbesondere im Magen-Darm-Trakt, aber auch in weiteren Organen zu einer Histaminüberlastung. Besonders histaminreiche Speisen können so zu ausgeprägten Symptomen führen und sollten von Betroffenen konsequent gemieden werden.

Überlastung mit Histamin

Leider existieren noch weitere Mechanismen, die zu einer Überlastung des Organismus mit Histamin führen können. So gibt es beispielsweise eine Reihe von Lebensmitteln, die zwar kein Histamin enthalten, dafür aber andere Stoffe aus der Gruppe der biogenen Amine. Beim Verzehr solcher Lebensmittel wird die Diaminoxidase für den Abbau jener Amine »verbraucht« und steht dann nicht mehr für das normale Histaminaufkommen zur Verfügung. Speisen mit hohem Anteil an biogenen Aminen sollten daher nach Möglichkeit gemieden werden.

Was sind Histaminliberatoren?

Auch gibt es Lebensmittel, die imstande sind, das im Körper gebundene Histamin freizusetzen. Man bezeichnet sie daher als Histaminliberatoren (lateinisch: liberare = befreien). Ähnlich wie bei einer allergischen Reaktion kommt es beim Kontakt mit einem histaminliberierenden Lebensmittel zur spontanen Freisetzung von Histamin, die sich im Verdauungskanal, aber auch auf der Haut, in den Atemwegen und an vielen weiteren Organsystemen äußern kann. Entsprechende Lebensmittel sollten daher von Betroffenen nicht oder nur in geringstem Maße konsumiert werden.

Medikamente und Alkohol

Hohe Histaminkonzentrationen können auch entstehen, wenn der Abbaumechanismus durch bestimmte Stoffe blockiert wird. So existiert eine Reihe von Medikamentenwirkstoffen, welche die Diaminoxidase vorübergehend hemmen und so quasi eine Histamin-Intoleranz herbeiführen. Auch Alkohol steht im Ruf, diesen Effekt zu bewirken. Es kann also durchaus passieren, dass Sie durch die Einnahme eines ärztlich verordneten Arzneimittels eine Verstärkung Ihrer Beschwerden erfahren oder unter histaminbedingten Störungen leiden, obwohl Sie nur geringfügig belastete Lebensmittel verzehrt haben. Eine Aufklärung über die Nebenwirkungen entsprechender Medikamente von Seiten des Arztes oder Apothekers sollten Sie hierbei lieber nicht erwarten.

Magen-Darm-Beschwerden

Die Diaminoxidase ist in der oberen Schicht der Dünndarmschleimhaut lokalisiert. Aus diesem Grund ist sie sehr empfindlich und kann in ihrer Aktivität durch verschiedene Faktoren beeinträchtigt werden. Insbesondere bei chronisch entzündlichen Darmerkrankungen, aber auch bei vorübergehenden Magen-Darm-Infekten ist die Diaminoxidase Beeinträchtigungen unterworfen, die eine schwankende Verträglichkeit histaminreicher Speisen zur Folge haben. Liegen akute Darmbeschwerden vor, so sollte man daher besonders gut verträgliche Lebensmittel auswählen.

Angeborene Histamin-Intoleranz

Ein Enzymdefekt kann übrigens auch angeboren sein. Diese extrem seltene Form der Histamin-Intoleranz verursacht eine schwerwiegende Symptomatik und wird daher in der Regel bereits sehr früh diagnostiziert. In der Mehrzahl der Fälle handelt es sich bei der Histamin-Intoleranz aber um eine langsam zunehmende Unverträglichkeit von gewissen Speisen. Man spricht dann von einer »erworbenen Form«.

Typische Beschwerden

Dass eine Histamin-Intoleranz bei zahlreichen Betroffenen erst nach Jahren – wenn überhaupt – richtig erkannt wird, hängt auch mit der Vielzahl von Symptomausprägungen zusammen. Anders als bei Krankheiten, bei denen ein klar definiertes Beschwerdebild eine schnelle Diagnose ermöglicht, äußert sich die Histamin-Intoleranz in einer Reihe von gesundheitlichen Störungen, die von Kopf bis Fuß reichen können. Prinzipiell gilt dabei, dass jeder Mensch ein individuelles Beschwerdebild hat und Symptome in bestimmten Organsystemen auftreten können, aber nicht müssen. Dabei handelt es sich in erster Linie um folgende Beschwerdebilder:

Die leidigen Bauchbeschwerden

Der Hauptauslöser histaminbedingter Symptome liegt in der Zufuhr dieses biogenen Amins durch die Nahrung. Aus diesem Grund sind Störungen im Zusammenhang mit der Funktion von Magen und Darm auch die Leitsymptome einer Histamin-Intoleranz. Wird Histamin nicht zügig durch die Diaminoxidase abgebaut, so wird der gesamte Verdauungskanal mit einem erhöhten Histaminaufkommen konfrontiert. Hierdurch kann es zu Schleimhautschwellungen und infolgedessen zu erheblichen Beeinträchtigungen einer gesunden Verdauung kommen. Durchfallartige Störungen und diffuse Leibschmerzen sind hierfür typische Anzeichen. Auch im Magen kann es bei entsprechend veranlagten Personen bereits zu Fehlfunktionen kommen. Histaminreiche Speisen können so bereits unmittelbar nach der Einnahme Sodbrennen, Übelkeit und sogar Brechreiz auslösen. Nicht zuletzt können histaminreiche Lebensmittel auch krampfartige Bauchschmerzen, Durchfall und Koliken auslösen. Ursache ist die kontrahierende Wirkung von Histamin auf die glatte Muskulatur, von der der gesamte Verdauungskanal umgeben ist. Die Symptome treten auf, wenn sich die an der Verdauungsarbeit beteiligten Muskeln krampfartig zusammenziehen.

Die Haut ist auch betroffen

Das größte Organ des Menschen ist die Haut. Sie ist durchzogen von einem Geflecht aus Blutgefäßen. Histamin verändert die Stabilität dieser Blutgefäße und ermöglicht so das Einströmen von Blutplasma bis in die kleinsten Verästelungen. Im Falle einer Histamin-Intoleranz macht sich dies besonders bemerkbar durch das Erröten der Wangen nach dem Genuss von Sekt oder Rotwein. Viele Betroffene klagen aber über schwerwiegendere Wirkungen, wie Juckreiz oder Nesselausschlag (Urtikaria).

Niedriger Blutdruck

Die bessere Durchblutung des Gewebes aufgrund einer Histamin-Überlastung hat außerdem zur Folge, dass der Blutdruck sinkt. Übelkeit mit Brechreiz, Schwindelgefühl, Herzrasen und Panik sind typische Beschwerden bei niedrigem Blutdruck. Auch Herzrhythmusstörungen und »Herzstolpern« werden mit Histamin in Zusammenhang gebracht.

Volkskrankheit Migräne

Das Zentralnervensystem wird bei einer Histamin-Intoleranz ebenfalls in Mitleidenschaft gezogen: Im günstigsten

Fall klagen Betroffene lediglich über leichte Kopfschmerzen und Schwindel. Schlimmer jedoch sind die gefürchteten Migräneattacken, die in weitaus mehr Fällen histaminbedingt sind als bislang angenommen. Den Zusammenhang zwischen Histaminaufkommen und Migräne konnte man in Studien leicht durch die Exposition von Migränepatienten mit Histamin nachweisen.

Husten, Schnupfen und Asthma

Die Auswirkung von Histamin auf Blutgefäße und auf die »glatte Muskulatur« sind auch im Bronchialsystem zu spüren. Die Palette möglicher Beschwerden reicht hierbei von leichtem Husten bis zu schweren asthmatischen Anfällen. Da Betroffene oft einen permanent erhöhten Histaminspiegel im Blut aufweisen, sind häufiges Räuspern oder eine rinnende Nase bis hin zu allergieähnlichem Schnupfen keine Seltenheit. Der Grund ist, dass sich die von Histamineinwirkung besonders betroffenen Schleimhäute und glatte Muskulaturen nicht nur im Magen-Darm-Trakt, sondern auch in Lunge und Nasenraum befinden.

Menstruationsbeschwerden

Die Enzymaktivität der Diaminoxidase ist zu Beginn der Regel gehemmt. Dadurch kommt es zu einer schlechteren Verträglichkeit histaminreicher Speisen. Verstärkte prämenstruelle Beschwerden können die Folgen sein. Betroffene Frauen sind gut beraten, während dieser Zeit besondere Sorgfalt bei der Speisenauswahl walten zu lassen.

Die Erkrankung erkennen

Leider existiert bislang kein standardisiertes Verfahren zur sicheren Bestimmung einer Histamin-Unverträglichkeit. Aus diesem Grund setzt sich die seriöse Diagnose aus mehreren Bestandteilen zusammen. Sie lauten:

- Differenzialdiagnose,
- Eliminationsdiät und Provokation,
- In-vitro-Verfahren.

Histaminintoleranz – oder etwas anderes?

Wer unter einer Histamin-Unverträglichkeit leidet, der klagt meist über häufige bis chronische Beschwerden, die über den ganzen Körper verstreut sein können. Allein aus diesem Grund empfiehlt es sich, das Vorliegen von Krankheiten, die ein ähnliches Beschwerdebild hervorrufen können, durch eine so genannte Differenzialdiagnose auszuschließen. Kommt der behandelnde Mediziner nach sorgfältiger Abklärung zu dem Schluss, dass keine anderweitige organische Erkrankung vorliegt, so bietet sich im Rahmen der weiteren Diagnostik eine Eliminationsdiät mit anschließender Provokation durch potenziell symptomauslösende Lebensmittel an.

Eliminationsdiät und Provokation

Unter einer Eliminationsdiät versteht man eine Ernährungsform, bei der kritische Lebensmittel für einen bestimmten Zeitraum oder auch lebenslang konsequent gemieden werden. Im Hinblick auf die Histamin-Intoleranz bedeutet dies, dass Sie für etwa vier Wochen auf alle Ihnen bekannten histaminreichen Speisen, auf histaminfreisetzende Speisen und Arzneimittel sowie auf Lebensmittel mit hohem Anteil an anderen biogenen Aminen verzichten sollten. In den meisten Fällen führt diese Vorgehensweise zum vollständigen Verschwinden der Beschwerden. Ist man dauerhaft beschwerdefrei, so lassen sich einzelne, als kritisch eingestufte Lebensmittel vorsichtig austesten und können bei guter Verträglichkeit wieder in den Speiseplan aufgenommen werden. Man vermeidet so, dass ernährungsphysiologisch wertvolle Speisen und Getränke, die der Betroffene gut toleriert, aus Angst vor Beschwerden fälschlicherweise gemieden werden. Zudem ermöglicht diese Vorgehensweise, das Angebot an unbedenklichen Lebensmitteln nach und nach zu erweitern und damit auch die Lebensqualität deutlich zu erhöhen.

Laborverfahren

Durch die Bestimmung Histamin-spezifischer Laborwerte können ebenfalls vorsichtige Rückschlüsse auf das Vorliegen einer Histamin-Intoleranz gezogen werden. Da aber noch keine einheitlichen Bewertungsstandards existieren, ist die Interpretation der Ergebnisse nur erfahrenen Medizinern vorbehalten. So kann beispielsweise ein hoher Histaminspiegel auf eine Histamin-Intoleranz hindeuten. Da dieser Wert jedoch starken Schwankungen im Tagesablauf unterliegt, stellt seine Wertung lediglich ein kleines Steinchen im Mosaik der Gesamtdiagnose dar. Das Gleiche gilt für die Ermittlung eines Blutwertes, der die Diaminoxidase-Aktivität widerspiegelt. Nicht zuletzt kann auch ein niedriger Vitamin-B_6-Status ein Hinweis auf eine Histamin-Unverträglichkeit sein, da Betroffene gehäuft unter einem Mangel dieses Vitamins leiden. Doch auch hier ist eine sichere Beweiskraft nicht gegeben. In-vitro-Verfahren, also das Messen von Laborwerten, stellen daher bislang kein sicheres Kriterium für die Diagnose einer Histamin-Intoleranz dar.

Ernährungs-Tipps

Wichtigster Bestandteil Ihrer Therapie ist die Umstellung Ihrer Ernährungsgewohnheiten auf eine gesunde und abwechslungsreiche Kost. Der Verzehr histaminreicher Speisen sollte dabei auf ein Minimum eingeschränkt werden. Gleiches gilt für Histaminliberatoren und Lebensmittel mit hohem Anteil an anderen biogenen Aminen. Welche Konsequenzen dies für Ihren persönlichen Speiseplan haben wird, erfahren Sie auf den folgenden Seiten.

Fleisch nur ganz frisch verwenden

Tierische Lebensmittel stellen für Menschen mit Histamin-Intoleranz generell ein gewisses Risiko dar, weil der hohe Eiweißgehalt die Entstehung von Histamin begünstigt. So kann sich der geringe Histaminanteil von frischem Fleisch im Zuge der Verarbeitung und Lagerung auf ein Vielfaches erhöhen. Besonders bedenklich sind getrocknete, geräucherte und gepökelte Fleisch- und Wurstwaren. Sie können während ihres Reifungsprozesses hohe Histaminkonzentrationen entwickeln und sollten von Betroffenen daher konsequent gemieden werden. Auch Leberwurst gehört zu den sehr bedenklichen Speisen: Da Histamin unter anderem in der Leber abgebaut wird, können in diesem Organ extrem hohe Histaminwerte bestehen. Die daraus hergestellte Wurst ist dementsprechend mit Histamin vorbelastet. Der Herstellungsprozess von Streichwürsten begünstigt ebenfalls die Entstehung von Histamin. Sie sollten daher auf Sorten wie Tee- oder Mettwurst lieber verzichten.

Hackfleisch und Konserven

Auch Hackfleisch sollte – wenn überhaupt – nur ganz frisch eingekauft und auch unmittelbar verzehrt werden. Seine durch die Zerkleinerung stark vergrößerte Kontaktfläche zum Sauerstoff der Luft beschleunigt den Verderb der Ware um ein Vielfaches. Leider gehen auch nicht alle Anbieter mit Hackfleischwaren so verantwortlich um, wie sie es vom Gesetz her eigentlich sollten. Achten Sie beim Einkauf in der Metzgerei unbedingt auf die Frische der angebotenen Waren und scheuen Sie sich nicht, im Zweifel kritisch nachzufragen.

Wenn Sie bei Hackfleisch auf Nummer Sicher gehen möchten, dann stellen Sie es doch einfach selber her. Verwenden Sie dazu frisches, sehnenarmes Muskelfleisch von Rind und Schwein. Das fertige Gericht sollte direkt verzehrt werden. Wärmen Sie Hackfleischspeisen niemals ein zweites Mal auf und bewahren Sie keine Reste im Kühlschrank auf. Meiden Sie Fleisch- und Wurstkonserven.

Tiefgekühltes Fleisch ist auch okay

Gering verarbeitete, tiefgekühlte Fleischwaren hingegen sind heutzutage dank einwandfreier Produktionsmethoden durchaus zu empfehlen. Auch zuhause können Sie die Entstehung von Histamin in tierischen Lebensmitteln durch Einfrieren verlangsamen. Achten Sie bei Fleisch und Wurst stets auf eine ununterbrochene Kühlkette und verpacken Sie angebrochene Waren möglichst luftdicht.

Backwaren – Wie meide ich Hefe?

Der überwiegende Teil der Kalorienaufnahme sollte durch Kohlenhydrate erfolgen, deren wichtigste Lieferanten Getreideprodukte wie Brot und Backwaren sind. Für Menschen mit Histamin-Intoleranz stellt dies in gewisser Hinsicht ein Problem dar. Zwar ist Getreide nicht mit Histamin belastet, doch die zur Weiterverarbeitung meist verwendete Hefe weist extrem hohe Histaminwerte auf. Im Durchschnitt verzehren wir etwa 5 g Hefe pro Tag, eine Menge, die bei empfindlichen Personen bereits erhebliche Beschwerden hervorrufen kann. Es lohnt sich also, diesen Aspekt genauer unter die Lupe zu nehmen und hefefreie Alternativen für möglichst viele Brot- und Backwaren zu finden.

Backferment als Alternative

So gibt es zum Beispiel einige Brotsorten, die gänzlich ohne Hefe auskommen. Sie werden mit Backferment hergestellt und sind als Dinkelbrot, Roggenbrötchen und in vielen anderen Variationen meist in Naturkostläden und im Allergiker-Spezialhandel erhältlich. Auch kommen einige Knäckebrotsorten und – je nach Zubereitung – auch Blätterteig ohne Hefe aus.

Angesichts der enormen Bedeutung von Brot und Backwaren in unserer Ernährung erscheint es wenig sinnvoll, sie gänzlich vom Speiseplan zu streichen. Hinzu kommt, dass geringste Mengen an Histamin von Betroffenen durchaus toleriert werden. Ersetzen Sie also da, wo es möglich ist, hefehaltige Backwaren durch hefefreie Sorten.

Essen Sie reichlich Obst und Gemüse

Fast alle Obst- und Gemüsesorten sind nahezu histaminfrei. Lediglich Sauerkraut, Spinat, Tomaten, Avocado und Soja sind bekannt für ihren teils hohen Histamingehalt und sollten daher mit Bedacht ausgetestet werden. Tomaten zählen außerdem zur Gruppe der Histaminliberatoren, ebenso wie

Erdbeeren, einige Zitrusfrüchte sowie Ananas und Kiwi. Inwieweit dies Auswirkungen auf die Gesundheit hat, sollte von jedem Betroffenen individuell ausgetestet werden. Einen hohen Anteil an anderen biogenen Aminen, welche die Diaminoxidase in Konkurrenz zu Histamin beanspruchen, besitzen Bananen, Pflaumen, Walnüsse, Birnen, Himbeeren, Papaya und Grapefruit.

Verzichten Sie auf Essig

Ein Problem bei der Zubereitung von Salaten ist der hohe Histamingehalt von Essig. Ersetzen Sie Essig durch frisch gepressten Zitronensaft, und seien Sie kreativ bei der Gestaltung von Salatsoßen ohne Essig. Meiden Sie auch Lebensmittel, die in Essigmarinade eingelegt sind.

Sojaprodukte sind ungeeignet

Tofuspeisen werden aus Sojamilch hergestellt und sind daher für Menschen mit Histamin-Intoleranz nicht besonders gut geeignet. Achten Sie – auch wenn es Ihnen beim Anblick der vielen Diätvorschriften schwer erscheint – auf eine ausreichende Versorgung mit Nährstoffen wie Vitamine und Mineralstoffe.

Milch und Käse sind Histaminbomben

Milchprodukte sind, wie alle tierischen Lebensmittel, hinsichtlich ihrer Verträglichkeit sehr variabel. Sehr frische und pasteurisierte Milch sowie Frischkäse sind nahezu unbedenklich. Anders sieht es bei Käse aus, der einen langen Reifeprozess durchläuft. Prinzipiell gilt: Je älter ein Käse ist, umso höher ist sein Histamingehalt. Empfehlenswert sind zum Beispiel junger Gouda oder Butterkäse. Mittelalte und alte Sorten wie Edamer, Emmentaler oder Parmesan sollten im Falle einer Histamin-Intoleranz aber streng gemieden werden, da sie teils extrem hohe Histaminwerte aufweisen können. Gleiches gilt für Rohmilch und daraus gefertigte Milchprodukte, die Sie unbedingt meiden sollten. Entfernen Sie auch großzügig die dunklen Ränder am Käse, da sich dort besonders hohe Histaminkonzentrationen verbergen.

Bedenken Sie bei Milchprodukten auch, dass sie im Kühlregal und auch im heimischen Kühlschrank »nachreifen« und so mit jedem Tag der Lagerung ihr Histamingehalt zunimmt. Achten Sie daher wie bei den Fleischwaren auf Frische und eine ununterbrochene Kühlkette. Verschließen Sie angebrochene Packungen sehr sorgfältig und bewahren Sie Milchprodukte nicht unnötig lange auf.

Fisch enthält Histamin-Vorläufer

Fisch ist ein wertvoller Eiweißlieferant und enthält außerdem alle essentiellen Fettsäuren, die der Mensch braucht. Fischfleisch weist jedoch hohe Mengen an Histidin auf. Dieser Stoff wandelt sich im Zuge der Lagerung in Histamin um und sorgt so für einen raschen Verderb des Lebensmittels. Aus diesem Grund sind Fisch und Meeresfrüchte von Menschen mit Histamin-Intoleranz nur mit besonderer Vorsicht zu genießen.

Nur fangfrisch oder gut gekühlt genießen

Fangfrischer Fisch ist noch nahezu histaminfrei und stellt daher kein großes Risiko dar. Ist eine ununterbrochene Kühlkette sichergestellt oder wird der Fisch zügig tiefgekühlt, so kann auch der Histamingehalt auf niedrigem Niveau gehalten werden. Roher Fisch muss laut Gesetz in schmelzendem Eis bei maximal +1 bis +2 °C gelagert werden. Bei hohen Tagestemperaturen können diese Werte aber auch deutlich darüber liegen, so dass es zu einem rascheren Verderb kommt. Fischsorten aus warmen Gewässern, zu denen auch der Thunfisch gehört, unterliegen einem größeren Risiko, wenn sie nicht unverzüglich gekühlt werden. Ebenfalls bedenklich sind Fischkonserven und geräucherte, gesalzene oder marinierte Fischsorten.

Convenience Food und Fast Food

Prinzipiell kann man davon ausgehen, dass die Hersteller moderner Nahrungsmittel stets um eine Minimierung der Histaminentwicklung bemüht sind. Man verlängert so die Haltbarkeit der Speisen und schafft die Voraussetzung für deren Handelseignung. In einigen Fällen ist dies allerdings nur bedingt möglich. Besonders kritisch anzusehen sind Lebensmittel mit tierischen Bestandteilen, die konserviert und nicht gekühlt im Handel erhältlich sind. Meiden Sie daher Würstchen, die nicht frisch im Kühlregal aufbewahrt sind, ebenso wie Fleischzubereitungen (zum Beispiel Rouladen) oder Suppen mit Fleischeinlage.

Zusatz von Hefeextrakt

Kaum ein Fertigmenü kommt darüber hinaus ohne den Zusatz von Hefeextrakt aus. Da dieses Würzmittel stark histaminbelastet ist, sind Speisen der Kategorie Convenience und Fast Food ohnehin nur bedingt geeignet. Gleiches gilt für den Zusatz von Branntweinessig, Tomaten(mark) und diversen anderen Zutaten, die als histaminreich oder histaminfreisetzend bekannt sind.

Möglichst wenige Zusatzstoffe

Ernähren Sie sich daher so konsequent wie möglich von frischen, selbst zubereiteten Speisen und greifen Sie nur in Ausnahmefällen auf Fertiggerichte zurück. Meiden Sie ungekühlte Lebensmittel mit tierischen Bestandteilen und kaufen Sie nur zubereitete Speisen, die hinsichtlich der Lagerung, der Kühlung und der Zutaten einen unbedenklichen Eindruck machen. Achten Sie beim Blick auf die Zutatenliste auf kritische Bestandteile und bevorzugen Sie Fertigware mit natürlichen Zutaten und wenig Hilfsstoffen.

Möchten Sie eine ununterbrochene Kühlkette sicherstellen, so sollten Sie Ihre Einkäufe in einer Kühltasche mit nach Hause nehmen. Sie meiden so besonders zur warmen Jahreszeit sowie bei langen Anfahrtswegen einen vorzeitigen Verderb und stellen eine längere Verträglichkeit sicher.

Zusätzlicher Einkaufstag

Bereiten Sie Ihre Speisen immer möglichst frisch zu. Es lohnt sich, häufiger einzukaufen und Lebensmittel zügig zu verbrauchen. Planen Sie dazu, falls nötig, einen zusätzlichen Einkaufstag pro Woche ein. Auch sollten Sie, falls dies nicht bereits der Fall ist, das Zubereiten von verträglichen Speisen und Getränken zu einer Ihrer Lieblingsbeschäftigungen werden lassen. Bedenken Sie, dass nicht nur der Verzehr von Speisen, sondern auch deren sorgfältige Auswahl und Zubereitung viel Freude und Abwechslung bereitet und auch ein gemeinschaftliches Ereignis darstellen kann. Über die Frage, ob bequemes und schnelles Essen für gesunde Menschen einen echten Vorteil darstellt, streiten sich die Geister. Sicher ist aber, dass es im Falle einer Histamin-Intoleranz lediglich als Ergänzung, wenn nicht sogar als eine Notlösung anzusehen ist.

Neu ist übrigens ein Präparat mit dem Namen »Betacur«: Es deckt den bei Histamin-Intoleranz erhöhten Bedarf an Vitamin B_6 und C und verbessert so die Toleranz gegenüber Histamin. »Betacur« ist erhältlich in Apotheken und im Internet unter www.betacur.de.

Nicht-alkoholische Getränke

Bei den nicht-alkoholischen Getränken gibt es nur geringe Beschränkungen hinsichtlich ihrer Eignung bei Histamin-Intoleranz. Wasser, Limonaden, Tee und Fruchtsäfte werden gut vertragen. Lediglich Säfte von Tomaten, Erdbeeren und Sauerkraut sind nicht empfehlenswert. Auch Sojagetränke gehören nicht auf den Speiseplan von Betroffenen. Bei Ananas- und Kiwisaft ist vorsichtiges Austesten anzuraten. Kakao und heiße Schokolade sollten aufgrund ihres hohen Gehaltes an biogenen Aminen mit Vorsicht genossen werden. Kaffee könnte durch seinen Koffeingehalt eine bestehende Symptomatik verstärken und bedarf daher der individuellen Austestung. Gleiches gilt für schwarze Teesorten.

Alkohol? Nein danke!

Alkoholische Getränke sind aus vielen Gründen eher ungeeignet bei einer Histamin-Intoleranz. Allerdings bestehen erhebliche Unterschiede zwischen einzelnen Sorten, und Alkohol ist als »erlaubtes Suchtmittel« durchaus gesellschaftsfähig. Daher lohnt sich eine genauere Betrachtung: Einen teils extrem hohen Histamingehalt besitzen Rotwein, Weißwein, Rum, Weinbrand, Sekt und Champagner. Auch Biere, insbesondere hefetrübe Sorten, können erhebliche Beschwerden verursachen.

Vielfältige negative Eigenschaften

Alkohol verstärkt die Wirkung von Histamin und anderen biogenen Aminen dadurch, dass er Gefäße weitet, die Permeabilität (Durchlässigkeit) der Darmwand verändert und die Diaminoxidase hemmt. Er fungiert außerdem als Histaminliberator, bewirkt also das Freisetzen des in den Körperzellen befindlichen Histamins. Außerdem tritt durch Flüssigkeiten eine höhere örtliche Belastung des Dünndarms auf, wodurch das histaminabbauende Enzym schnell überfordert wird.

Es liegt also nahe, den Konsum alkoholischer Getränke auf ein Minimum zu reduzieren, Schaden und Nutzen sorgfältig gegeneinander abzuwägen und Gebrauchsgewohnheiten zu überdenken. Befinden Sie sich gerade in einer Phase des Austestens der Verträglichkeit von Lebensmitteln, dann sind alkoholische Getränke aufgrund ihrer vielfältigen Wirkung ohnehin tabu.

Ungeeignete Arzneimittel

Viele Medikamentenwirkstoffe, davon einige frei verkäufliche Sorten, sind als Diaminoxidase-Hemmer bekannt. Andere wiederum fördern die Freisetzung von Histamin. Falls Sie gezwungen sind, eines dieser Arzneimittel zu verwenden, so sollten Sie Ihren Arzt nach Alternativpräparaten befragen oder den Nutzen kritisch abwägen. Setzen Sie jedoch niemals ohne Rücksprache mit dem behandelnden Mediziner ein verordnetes Medikament ab.

Zu den kritischen Medikamentenwirkstoffen gehören zum Beispiel Metoclopramid (Magen-Darm-Therapeutikum), Acetylcystein, Codein und Ambroxol (Schleimlöser), Metamizol (Schmerzmittel), Barbitursäure (Schlafmittel) oder auch diverse Antibiotika, Antirheumatika und Antidepressiva.

Im Zweifel oder bei Verdacht sprechen Sie Ihren Arzt auf Nebenwirkungen an und befragen Sie ihn nach histaminliberierender oder Diaminoxidase-hemmender Wirkung eines Präparates.

Richtig einkaufen

Für den Verbraucher ist es wichtig zu wissen, dass die Nennung der Zutaten auf einer Zutatenliste in absteigender Reihenfolge erfolgt. Das Lebensmittel mit dem größten Anteil an der Gesamtmenge steht also an erster Stelle. Um die Eignung eines Lebensmittels bei Histamin-Intoleranz einzuschätzen, bedarf es eines genauen Blickes auf die Zutatenliste. Sie verrät, aus welchen Zutaten ein Produkt besteht. Befinden sich bekannte Histaminquellen wie zum Beispiel Hefeextrakt oder Branntweinessig unter den Zutaten, so suchen Sie lieber nach unbedenklichen Alternativen. Gleiches gilt natürlich auch für die Gruppe der Histaminliberatoren. Bedenklichen Zutaten stehen häufig am hinteren Ende der Zutatenliste, da sie nur in kleinen Mengen enthalten sind. Der Histamingehalt beispielsweise von Hefeextrakt kann aber tausendfach höher sein als der vollwertiger Lebensmittel, sodass bereits kleinste Mengen davon zu einer spürbaren Histaminbelastung führen können.

TIPP

Der Begriff »Histamin« ist auf keiner Zutatenliste zu finden. Da sich der Histamingehalt eines Lebensmittels vom Tage seiner Herstellung bis zum Verbrauch kontinuierlich verändert, würde diese Angabe keinen Sinn machen. Als Verbraucher ist man darauf angewiesen, die Eignung einer Speise anhand anderer Kriterien einzuschätzen. Mit der entsprechenden Vorkenntnis und ein wenig Übung sollte dies aber leicht gelingen.

Zusatzstoffe und E-Nummern

Die E-Kennzeichnung eines Lebensmittelzusatzstoffes bedeutet, dass der Stoff auf seine gesundheitliche Unbedenklichkeit hin überprüft wurde und europaweit zugelassen ist. Zusatzstoffe dürfen also grundsätzlich nicht gesundheitsschädlich sein. Einige von ihnen stehen jedoch in dem Ruf, bei Allergikern und entsprechend prädisponierten Menschen als Histaminliberatoren zu fungieren. Im Falle einer Histamin-Intoleranz kann man deshalb nur raten, die Zufuhr von lebensmitteltechnologischen Hilfsstoffen auf ein Minimum zu reduzieren und Lebensmittel zu bevorzugen, die aus möglichst wenigen Bestandteilen zusammengesetzt sind.

Wo kaufe ich am besten ein?

Gesund und natürlich einzukaufen bedeutet nicht unbedingt, histaminfreie Waren zu erstehen. Vielleicht erwarten Sie an dieser Stelle den Rat, nur in Bio- und Reformkostläden einzukaufen. Doch leider ist eine ökologische, tierschutzgerechte und verbraucherfreundliche Herstellung von Lebensmitteln kein Kriterium für die Eignung bei Histamin-Intoleranz. Besonders die hochmodernen Hygienebedingungen sprechen eher für Massenware aus dem Supermarkt. Kurze Vertriebswege sowie ununterbrochene Kühl- und Tiefkühlketten sind ebenfalls ein Argument für den modernen Lebensmittelhandel. Ansonsten gelten für Naturkost wie auch für Massenware die gleichen Kriterien: Je frischer, umso besser. Und: Je weniger Zusatzstoffe, umso unbedenklicher. Seien Sie besonders kritisch bei tierischen Lebensmitteln, die – wie in einer Metzgerei – offen gelagert werden. Haben Sie die geringsten Zweifel an der Frische der angebotenen Ware oder stellen Sie hygienische Mängel fest, so meiden Sie entsprechende Händler.

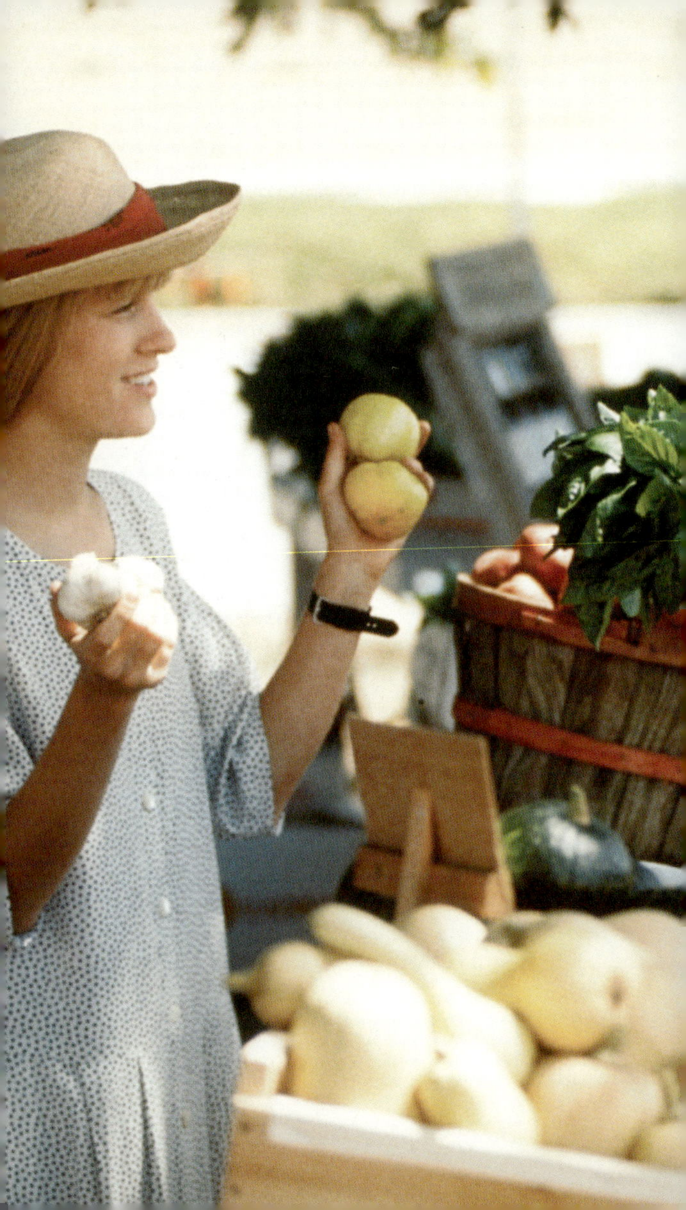

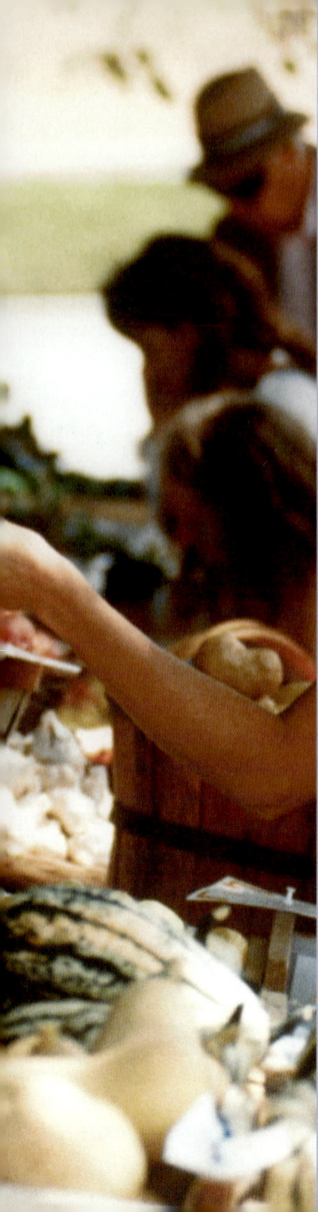

Einkaufs-Tabellen

Die folgenden Einkaufs-Tabellen enthalten einen repräsentativen Querschnitt von Speisen und Getränken, die heutzutage überall erhältlich sind. Beim Einkaufen sollten Sie dieses Büchlein daher immer bei sich haben, damit Sie direkt im Laden nachschauen können, ob ein Produkt für Sie geeignet oder eher ungeeignet ist. Die Gliederung der Tabellen in Lebensmittelgruppen und die alphabetisch sortierten Einträge werden Ihnen dabei von Nutzen sein.

Zu den Tabellen

Die in den folgenden Tabellen aufgeführten Produkte finden Sie in Supermärkten, Reformhäusern und Bioläden im ganzen Land. Jedes Lebensmittel wurde hinsichtlich seiner Eignung bei Histamin-Intoleranz einer genauen Betrachtung unterzogen und in folgende Kategorien unterteilt:

✪✪✪ = sehr empfehlenswert
✪ = eingeschränkt empfehlenswert
ϟ = eher nicht empfehlenswert

Die Beurteilungskriterien hängen von unterschiedlichen Faktoren ab und werden eingangs jeder Warengruppe ausführlich erläutert. Natürlich können weder die Nahrungsmittel-Hersteller noch der Verfasser dieses Buches eine Garantie bezüglich der Verträglichkeit abgeben, da zu viele Unwägbarkeiten im Spiel sind. Aber gerade die in diesem Buch aufgeführten Anbieter sind für das Thema Histamin-Intoleranz sensibilisiert und bemühen sich, Waren so frisch und verträglich wie möglich auf den Markt und an den Verbraucher zu bringen.

Fleisch- und Wurstwaren

Wie Sie wissen, hängt die Verträglichkeit tierischer Lebensmittel zu einem Großteil von ihrem Frischegrad ab. Generelle Empfehlungen hinsichtlich der Eignung eines Produktes gestalten sich daher gerade bei dieser Warengruppe schwierig. Die hier verwendeten Beurteilungskriterien für Fleisch- und Wurstwaren sollten auch für Ihren nächsten Einkauf Berücksichtigung finden. Sie lauten:

- Verwendetes Rohmaterial (Leber, Hüfte etc.)
- Zustand (z. B. am Stück, geschnitten, gehackt, püriert)
- Verarbeitungsstufe (roh, mariniert, paniert etc.)
- Kühlstufe (keine Kühlung, gekühlt, Gefriergut)
- Verwendung von Zusatzstoffen
- Zubereitung (natur, weiterverarbeitet)

Fleischwaren

Bewertung	Lebensmittel	Hersteller
✪	Balkan-Röllchen (Cevapcici)	bofrost
✪	Fleischklößchen	bofrost
✪	Frikadellen	bofrost
✪	Frikanto	bofrost
✪✪✪	Ganze Schenkel von Hähnchen	bofrost
✪	Gokkelchen	bofrost
✪✪✪	Hähnchen-Brustfilets, naturbelassen	bofrost
✪	Hähnchen-Brustfilets, paniert	bofrost
✪✪✪	Hähnchen-Brustfiletstücke	bofrost
✪	Hähnchen-Cocktailspieße (Grillprodukt)	bofrost

Bewertung	Lebensmittel	Hersteller
✪	Knusperfilets Kentucky Style	bofrost
✪	Lammrücken-Medaillons, mariniert	bofrost
✪	Mini-Grillhaxen (Grillprodukt)	bofrost
⚡	Münchener Weißwurst	bofrost
✪	Partyfrikadellen	bofrost
✪	Pommern Spieß mit Kruste	Rügenwalder Mühle
✪	Pommern Spieß ohne Kruste	Rügenwalder Mühle
✪	Puten-Kebap	bofrost
✪	Putensticks (Grillprodukt)	bofrost
✪	Rindersaftgulasch	bofrost
✪	Rindfleisch, gewolft	Alnatura
✪	Schweinefilet-Medaillons, mariniert	bofrost
✪	Schweinshaxe, gegrillt	bofrost
✪	Spare Ribs (Saisonprodukt)	bofrost
✪	Truthahn-Schnitzel	bofrost

Wurstwaren

Bewertung	Lebensmittel	Hersteller
✪	Feine Schinkenwurst	Alnatura
⚡	Geflügelleber »Grand Märe«	bofrost
✪	Jagdwurst	Alnatura
⚡	Kalbsleberwurst	Alnatura
⚡	Leberwurst Hausmacher	Alnatura
✪	Puten-Schinkenwurst mit Schnittlauch	Alnatura

Bewertung	Lebensmittel	Hersteller
✪	Rügenwalder Teewurst fein	Rügenwalder Mühle
✪	Rügenwalder Teewurst grob	Rügenwalder Mühle
✪	Schinkenspicker fein	Rügenwalder Mühle
✪	Schinkenspicker klassisch (grob)	Rügenwalder Mühle

Käse, Milch & Co.

Der Histamingehalt einzelner Käsesorten variiert sehr stark. Generell gilt: Je jünger, umso besser.

Joghurtsorten und Milchgetränke aller Art sind in dieser Tabelle aus gutem Grund nicht aufgeführt: Bei ihnen entscheiden meist die Frische und das Herstellungsverfahren über die Eignung bei einer Histamin-Intoleranz. Generell können diese Sorten mit einem ✪ (eingeschränkt empfehlenswert) bewertet werden. Ihre Verträglichkeit kann bei langer Lagerzeit aber auch schlechter sein.

Daher der Tipp: Testen Sie Ihre Lieblingssorten sorgsam aus und kaufen Sie stets möglichst frische Ware!

Käse

Bewertung	Lebensmittel	Hersteller
ϟ	Bavaria Blue	
✪✪✪	Bel Pease	

Bewertung	Lebensmittel
⚡	Bergkäse
✪✪✪	Bluefort
✪✪✪	Bonbel
⚡	Brie
✪✪✪	Butterkäse
⚡	Camenbert
⚡	Cheddarkäse
⚡	Chesterkäse
✪✪✪	Cottage Cheese
✪✪✪	Cream Cheese
✪✪✪	Deutscher Edelpilzkäse
✪	Edamer
⚡	Emmentaler
✪	Esrom
✪✪✪	Feta
✪✪✪	Gorgonzola
✪✪✪	Gouda jung
✪	Gouda mittelalt
⚡	Limburger Käse
✪✪✪	Mascarpone
⚡	Mondseer
✪✪✪	Mozzarella
⚡	Münsterkäse
⚡	Parmesan
✪	Raclettekäse
✪✪✪	Ricotta
⚡	Rondeau
✪✪✪	Roquefort

Bewertung	Lebensmittel
✪✪✪	Schichtkäse
✪	Stangenkäse
✪	Tilsiter

Teigwaren, Kartoffeln, Reis

Die Rohstoffe der im Folgenden genannten Lebensmittel sind bis auf wenige Ausnahmen (z. B. Tofu) histaminarm und unbedenklich. Für diese Rubrik wurden die zusätzlich eingebrachten Inhaltstoffe als Kriterium für die Beurteilung verstärkt berücksichtigt.

Nudeln und andere Teigwaren

Bewertung	Lebensmittel	Hersteller
✪✪✪	7 Hühnchen	Birkel
✪✪✪	Bandnudeln	Sibylle Diät
✪✪✪	Bandnudeln mit Ei	Alnatura
✪✪✪	Bandnudeln Vollkorn Bio	3 Pauly
✪✪✪	be balanced	Birkel
⚡	Bio-Tofu wie Grüne Bandnudeln	Vitaquell
⚡	Bio-Tofu wie Spaghetti	Vitaquell
⚡	Bio-Tofu wie Spätzle	Vitaquell
✪✪✪	Birkel's No. 1	Birkel
✪✪✪	Blätterteig	Nestlé
✪✪✪	Die mag ich	3 Glocken
✪✪✪	Dinkel Fusilli bunt Vollkorn Bio	3 Pauly

Bewertung	Lebensmittel	Hersteller
✪✪✪	Dinkel Spaghetti Vollkorn Bio	3 Pauly
✪✪✪	Dinkel Spirelli	Alnatura
✪✪✪	Dinkel Vollkorn Rigatoni	Alnatura
✪✪✪	Dinkel-Spaghetti hell Vollkorn Bio	3 Pauly
✪✪✪	Fusilli	Buitoni
✪✪✪	Genießer-Nudel	Birkel
✪✪✪	Genuss Pur	3 Glocken
✪✪✪	Gold	Schüle
✪✪✪	Gold-Ei	3 Glocken
✪✪✪	Graupen	Müller's Mühle
✪✪✪	Hartweizen-Bandnudeln Bio	3 Pauly
✪✪✪	Hartweizen-Hörnchen Bio	3 Pauly
✪✪✪	Hörnchen Vollkorn Bio	3 Pauly
✪✪✪	Linguine semolato	Alnatura
✪✪✪	Linguine Vollkorn	Alnatura
✪✪✪	Makkaroni	Sibylle Diät
✪✪✪	Malloreddus	Buitoni
✪✪✪	No. 1 Vollkornnudel	Birkel
✪✪✪	Original schwäbische Eierspätzle	bofrost
✪	Original schwäbische Maultaschen	bofrost
✪✪✪	Pasta Classika alle Sorten	Buitoni
✪✪✪	Penne Dinkel Chili Bio	3 Pauly
✪✪✪	Penne mit Basilikum Bio	3 Pauly
✪✪✪	Penne semolato	Alnatura
✪✪✪	Penne Vollkorn Bio	3 Pauly

Bewertung	Lebensmittel	Hersteller
✪	Pizzateig	Buitoni
✪✪✪	Pizzateig	Nestlé
✪✪✪	Recchitelle	Buitoni
✪✪✪	Rigatoni glutenfrei	3 Pauly
✪✪✪	Sonnen-Eiernudel	Birkel
✪✪✪	Spaghetti glutenfrei	3 Pauly
✪✪✪	Spaghetti semolato	Alnatura
✪	Spaghetti Spinat und Artischocken Bio	3 Pauly
✪✪✪	Spaghetti Vollkorn Bio	3 Pauly
✪✪✪	Spätzle	Sibylle Diät
✪✪✪	Spätzle Vollkorn Bio	3 Pauly
✪✪✪	Spiralen glutenfrei	3 Pauly
✪✪✪	Spirelli Vollkorn Bio	3 Pauly
✪✪✪	Strozzapreti	Buitoni
✪✪✪	Tagliatelle Frumento duro	Buitoni
⚡	Tortellini Gemüse	Alnatura
⚡	Tortellini Soja-Tofu	Alnatura
✪✪✪	Vollkorn Farfalle	Alnatura
✪✪✪	Vollkorn Spaghetti	Alnatura
✪✪✪	Vollkorn Spätzle	Alnatura
✪✪✪	Vollkornnudel	3 Glocken

Kartoffelspeisen

Bewertung	Lebensmittel	Hersteller
✪✪✪	Kartoffel Knödel	Alnatura
✪✪✪	Kartoffel Püree	Alnatura

Bewertung	Lebensmittel	Hersteller
✪	Kartoffelknödel Halb & Halb Kochbeutel	Maggi
✪	Kartoffel-Püree 3x3 Portionen	Maggi
✪	Kartoffel-Püree mit Speck und Zwiebeln	Maggi
✪	Knödel Halb & Halb Pulver	Maggi
✪	Semmelknödel	Maggi

Reis

Bewertung	Lebensmittel	Hersteller
✪✪✪	Wildreis	Müller's Mühle
✪✪✪	Basmati, braun	Alnatura
✪✪✪	Basmati, weiß	Alnatura
✪✪✪	Langkornreis, parboiled	Alnatura
✪✪✪	Naturreis	Alnatura
✪✪✪	Reis alle Sorten	Müller's Mühle
✪✪✪	Reiskugeln Curry	Maggi
✪✪✪	Reiskugeln Risi Bisi	Maggi

Frisch und knackig

Obst und Gemüse sind gesund, doch einige Sorten enthalten Histamin, sind reich an weiteren biogenen Aminen oder imstande, Histamin im Körper freizusetzen. Zusätzlich werden manche der Vitaminspender in einer histaminreichen Wasser-Essig-Lösung eingelegt. Die folgenden Tabellen geben Ihnen einen Überblick darüber, welche Produkte für Sie geeignet sind und welche Sie lieber durch unbedenkliche Alternativen ersetzen sollten.

Obst

Bewertung	Lebensmittel	Hersteller
✪	Ananasringe	Alnatura
✪	Ananasstücke	Alnatura
✪	Ananasweinkraut	Kühne
✪✪✪	Aprikosen	Alnatura
✪	Bananenchips	Alnatura
✪✪✪	Californische Pflaumen	Alnatura
✪✪✪	Californische Weinbeeren	Alnatura
✪✪✪	Cranberries	Alnatura
✪✪✪	Datteln entsteint	Alnatura
⚡	Erdbeeren	bofrost
✪	Exotic Mix	Alnatura
✪✪✪	Exotischer Fruchtsalat	bofrost
✪	Feigen	Alnatura
✪✪✪	Feine Obstmischung	bofrost
✪✪✪	Kokoschips	Alnatura
✪✪✪	Kokosraspel	Alnatura
⚡	Kürbis, in Stückchen	Kühne
✪✪✪	Mango-Stücke	Alnatura
⚡	Minis! Andalucia	Kühne
⚡	Minis! Athena	Kühne
⚡	Minis! Provence	Kühne
⚡	Minis! Romana	Kühne
✪	Mischobst	Alnatura
✪✪✪	Rosinen	Alnatura

Gemüse

Bewertung	Lebensmittel	Hersteller
⚡	Apfelrotkohl – Der Klassiker	Kühne
✪✪✪	Babymöhren	bofrost
⚡	Bärlauchgurken	Kühne
✪✪✪	Berglinsen	Alnatura
⚡	Blattspinat	bofrost
✪✪✪	Blumenkohl	bofrost
✪✪✪	bo Erbsen	bofrost
✪✪✪	Bohnen, alle Sorten	Müller's Mühle
✪✪✪	Bouillon-Gemüse (neu)	bofrost
✪✪✪	Brechbohnen	bofrost
✪✪✪	Broccoli-Röschen	bofrost
✪✪✪	Bunter Bohnensalat (Grillprodukt)	bofrost
✪✪✪	Champignons in Scheiben	bofrost
⚡	Cocktail Cornichons	Kühne
✪✪✪	Dicke Bohnen	bofrost
⚡	Dillschnitten	Kühne
✪✪✪	Erbsen alle Sorten	Müller's Mühle
✪✪✪	Erbsen und Karotten	bofrost
⚡	Feine Cornichons	Kühne
✪✪✪	Feine Gemüsebeilage	bofrost
✪✪✪	Feinschmecker-Pilzmischung	bofrost
⚡	Fix&Fertig Rotkohl – Der Schnelle	Kühne
✪✪✪	Fixfertig Apfel-Rotkohl	bofrost

Bewertung	Lebensmittel	Hersteller
✪✪✪	Gelbe Erbsen mit Suppengrün	Müller's Mühle
✪✪✪	Gemüse	Schneekoppe
✪	Gemüse alla Siciliana	Müller's Mühle
✪✪✪	Gemüse-Mix	bofrost
✪✪✪	Gemüse-Mix »Fantastico«	bofrost
✪✪✪	Gemüse-Wildreis-Mischung	bofrost
⚡	Gewürzgurken – Das Original	Kühne
✪✪✪	Grüne Erbsen mit Suppengrün	Müller's Mühle
✪✪✪	Grünkohl – nach Oldenburger Art	Kühne
⚡	Gurkentopf – Das Original	Kühne
⚡	Gurkenviertel	Kühne
✪✪✪	Halbe Maiskolben (Grillprodukt)	bofrost
⚡	Honiggurken	Kühne
✪✪✪	Junger Spinat, gehackt	bofrost
✪✪✪	Kaiserschoten	bofrost
✪✪✪	Kichererbse mit Ingwer	Alnatura
✪	Leipziger Allerlei	bofrost
✪✪✪	Linsen alle Sorten	Müller's Mühle
✪✪✪	Mais	bofrost
⚡	Maiskölbchen	Kühne
⚡	Mixed Pickles	Kühne
✪✪✪	Möhren gewürfelt	bofrost
⚡	Moskauer Gurken	Kühne

Bewertung	Lebensmittel	Hersteller
✪✪✪	Mungobohnen	Alnatura
⚡	Original Spreewälder Gurken	Kühne
✪✪✪	Paprika alla Siciliana	Müller's Mühle
⚡	Paprika in Streifen	Kühne
✪✪✪	Paprikastreifen	bofrost
✪✪✪	Pariser Karotten	bofrost
⚡	Passata	Alnatura
⚡	Peperoni, feurig-scharf	Kühne
⚡	Peperoni, mild	Kühne
✪✪✪	Popcornmais	Alnatura
✪✪✪	Porree	bofrost
✪✪✪	Prinzessbohnen	bofrost
✪✪✪	Radieschen	Alnatura
✪	Ratatouille	bofrost
✪✪✪	Romanesco-Gemüse-Mix	bofrost
✪✪✪	Rosenkohl-Röschen	bofrost
✪✪✪	Röstzwiebeln cher	Kühne
⚡	Rote Bete Scheiben	Kühne
✪✪✪	Rote Linsen	Alnatura
⚡	Rotkohl – Das Original	Kühne
⚡	Rotkohl – Der Leichte	Kühne
✪✪✪	Salz-Dill-Gurken	Kühne
✪✪✪	Sauerkraut – nach Spreewälder Art	Kühne
✪✪✪	Schlemmer-Grünkohl	Kühne
⚡	Schlemmer-Rotkohl	Kühne
✪✪✪	Schlemmer-Sauerkraut	Kühne

Bewertung	Lebensmittel	Hersteller
⚡	Schlemmertöpfchen Feine Gürkchen	Kühne
⚡	Schlemmertöpfchen Kräuterzwiebeln	Kühne
⚡	Schlemmertöpfchen Mildwürzige Gürkchen	Kühne
⚡	Schlemmertöpfchen Rote Bete Kugeln	Kühne
⚡	Schlemmertöpfchen Scharfe Gürkchen	Kühne
⚡	Schlemmertöpfchen Süße Gürkchen	Kühne
⚡	Schlesische Gurkenhappen	Kühne
⚡	Senfgurken	Kühne
⚡	Silberzwiebeln	Kühne
✪✪✪	Suppengemüse	bofrost
⚡	Tomate alla Siciliana	Müller's Mühle
⚡	Ungarische Gurken	Kühne
✪✪✪	Vollwert-Gemüse-Puffer	bofrost
⚡	Weinkraut mild	Kühne
✪✪✪	Weiße Bohnen mit Suppengrün	Müller's Mühle
✪✪✪	Zwiebelwürfel	bofrost

Nüsse und Samen, alle Hersteller

Bewertung	Lebensmittel
✪✪✪	Alfalfa
✪✪✪	Basilikumsamen

Bewertung	Lebensmittel
✪✪✪	Cashewkerne
✪	Erdnüsse, geröstet und gesalzen
✪	Haselnüsse
✪	Haselnüsse gemahlen
✪✪✪	Keimsaat
✪✪✪	Kresse
✪✪✪	Kressesamen
✪	Macadamia-Nüsse geröstet und gesalzen
✪✪✪	Mandeln, ganz, gehackt oder gemahlen
✪	Nusskernmischung
✪✪✪	Radiessamen
✪✪✪	Saatenmischung
✪✪✪	Sesam, ungeschält
✪✪✪	Sonnenblumenkerne
✪	Studentenfutter
⚡	Tomatensamen
✪	Walnusskerne

Gutes aus der Backstube

Die größte Histaminquelle bei Waren aus der Backstube ist die darin verwendete Hefe. Alle weiteren Zutaten sind nahezu histaminfrei. In dieser Tabelle finden Sie jedoch einige hefefreie Sorten sowie Backmischungen, bei denen Sie anstelle der Hefe zum Beispiel auch Backpulver verwenden können.

Brot und Brötchen

Bewertung	Lebensmittel	Hersteller
⚡	Bio Dinkel Flips	3 Pauly
⚡	Bio Mini Grissini Classic	3 Pauly
⚡	Bio Pancrocco Sesam	3 Pauly
✪✪✪	Bio Picantello Basilikum	3 Pauly
✪✪✪	Bio Picantello Paprika	3 Pauly
⚡	Bio VK Dinkel Brödli	3 Pauly
✪	Blätterteig	bofrost
⚡	Brot, alle Sorten	Harry
⚡	Brötchen, alle Sorten	Harry
✪✪✪	Ciabatta-Brotbackmischung	Alnatura
⚡	Diät Feiner Zwieback	3 Pauly
⚡	Dinkel Grünkern Brot	Alnatura
✪✪✪	Dinkel Jumbo Brezeln	Alnatura
⚡	Dinkel-Zwieback	Alnatura
⚡	Kastanienbrot	Sibylle Diät
✪✪✪	Knäcke-Brot Delikatess	Alnatura
✪✪✪	Knäcke-Brot Dinkel	Alnatura
⚡	Knusper-Hörnchen (Saison-produkt)	bofrost
⚡	Körnerbrötchen glutenfrei	3 Pauly
⚡	Kräuterbaguette glutenfrei	3 Pauly
✪	Laugenbrezeln	bofrost
⚡	Leicht & Locker, Knusperbrot glutenfrei	3 Pauly
⚡	Leicht & Locker, Knusperbrot, Tomate, glutenfrei	3 Pauly
⚡	Leinsamen Brot	Alnatura

Gutes aus der Backstube

Bewertung	Lebensmittel	Hersteller
⚡	Mais Waffelbrot glutenfrei	3 Pauly
⚡	Mais-Schnittbrot glutenfrei	3 Pauly
⚡	Original französische Baguette-Brötchen	bofrost
⚡	Original italienische Mini-Ciabatta	bofrost
⚡	Roggen Vollkorn Brot	Alnatura
⚡	Schnittbrot mit Buchweizen und Leinsamen glutenfrei	3 Pauly
⚡	Sonnenblumenbrot	Sibylle Diät
✪✪✪	Sonnenblumenkerne Brot	Alnatura
⚡	Toast, alle Sorten	Harry
⚡	Toastbrot glutenfrei	3 Pauly
⚡	Vollkorn Dinkel Zwieback	3 Pauly
⚡	Vollkorn Knisterbrot	3 Pauly
⚡	Vollkorn Roggenschnitten	3 Pauly
⚡	Vollkorn Schüttelbrot Bio	3 Pauly
⚡	Vollkornbrot	Sibylle Diät
⚡	Vollkorn-Brotkorb (neu)	bofrost
⚡	Weißbrot glutenfrei	3 Pauly

Getreide, Flocken und Mehle

Bewertung	Lebensmittel	Hersteller
✪✪✪	5 Korn Flocken	Alnatura
✪✪✪	Amaranth	Alnatura
✪✪✪	Buchweizen	Alnatura
✪✪✪	Buchweizenmehl	Alnatura
✪✪✪	Bulgur	Alnatura

Bewertung	Lebensmittel	Hersteller
✪✪✪	Couscous	Alnatura
✪✪✪	Dinkel	Alnatura
✪✪✪	Dinkel schnellkochend	Alnatura
✪✪✪	Dinkel-Brotbackmischung	Alnatura
✪✪✪	Dinkelflocken	Alnatura
✪✪✪	Dinkelflocken Kleinblatt	Alnatura
✪✪✪	Dinkelgrieß	Alnatura
✪✪✪	Dinkelmehl	Alnatura
✪✪✪	Grünkern	Alnatura
✪✪✪	Hafer	Alnatura
✪✪✪	Haferflocken	Alnatura
✪✪✪	Haferkleie	Alnatura
✪✪✪	Hirse	Alnatura
✪✪✪	Hirseflocken	Alnatura
✪✪✪	Mehlmischung glutenfrei	3 Pauly
✪✪✪	Mehlmischung dunkel	Sibylle Diät
✪✪✪	Mehlmischung hell	Sibylle Diät
✪✪✪	Pizzaböden	Sibylle Diät
✪✪✪	Polenta	Alnatura
✪✪✪	Quinoa	Alnatura
✪✪✪	Reisflocken	Alnatura
✪✪✪	Roggen	Alnatura
✪✪✪	Roggenvollkornmehl	Alnatura
✪✪✪	Sauerteig Extrakt	Alnatura
⚡	Sonnenkern	Harry
✪✪✪	Treffmehl, hell glutenfrei	3 Pauly
✪✪✪	Weizen	Alnatura
✪✪✪	Weizenkeime	Alnatura

Bewertung	Lebensmittel	Hersteller
✪✪✪	Weizenkleie, grob	Alnatura
✪✪✪	Weizenmehl	Alnatura
✪✪✪	Weizenvollgrieß	Alnatura
✪✪✪	Weizenvollkornmehl	Alnatura

Fertige Speisen und Menüs

Bei Fertigprodukten aus der Lebensmittelindustrie ist die Bandbreite der Einflussfaktoren besonders groß. Nicht nur Frische, Lagerung und Kühlung spielen eine Rolle. Auch die Zubereitung der Zutaten sowie Art und Menge der verwendeten Hilfsstoffe haben erheblichen Einfluss auf die Eignung bei Histamin-Intoleranz. In diesem Zusammenhang sollte insbesondere das in vielen Produkten verwendete Hefeextrakt erwähnt werden. Bereits kleine Mengen dieses stark histaminbelasteten Geschmacksträgers sind ein Negativkriterium bei der Urteilsfindung.

Fertiggerichte

Bewertung	Lebensmittel	Hersteller
ϟ	»Frankfurter«, rein pflanzliche Tofu-Würstchen	Alnatura
ϟ	»Limanda Aspera«	bofrost
ϟ	»Limanda« (Pazifische Kliesche)	bofrost
ϟ	»Nürnberger Art«, pflanzliche Seitan-Würstchen	Alnatura
ϟ	Alaska-Seelachsfilet	bofrost
ϟ	Asia Salat	Kühne

Bewertung	Lebensmittel	Hersteller
✪✪✪	Backofen frites	bofrost
✪✪✪	Backofen Knusper-Pommes	bofrost
✪✪✪	Backofen Kringel frites	bofrost
✪✪✪	Backofen-Herzogin-Kartoffeln	bofrost
✪✪✪	Backofen-Röstis	bofrost
⚡	Backteig-Tintenfischringe	bofrost
⚡	Bärlauch-Tofu	Alnatura
⚡	Bohnensalat	Kühne
✪✪✪	Bratkartoffeln	bofrost
⚡	Chop Suey	Asia
✪	Chop-Suey-Ente	bofrost
⚡	Curry	Magic Asia Instant Cup Snack
⚡	Dänischer Gurkensalat	Kühne
⚡	Dinkel-Burger (Mischung)	Alnatura
⚡	Erbsentopf mit Speck	Ein Teller
⚡	Falafel	Alnatura
⚡	Fischfilet Müllerin	bofrost
⚡	Fischletten	bofrost
⚡	Fischstäbchen	bofrost
⚡	Forellen	bofrost
⚡	Frühlingsrollen	Alnatura
⚡	Gebratene Nudeln	Asia
✪✪✪	Gemüse Burger	Alnatura
⚡	Gemüse Ravioli	Italienische Pasta Spezialitäten
✪✪✪	Gemüse-Kartoffelpfanne	bofrost

Fertige Speisen und Menüs

Bewertung	Lebensmittel	Hersteller
⚡	Gemüsetaschen mit Seitan	Alnatura
⚡	Grünkern-Burger	Alnatura
⚡	Gulaschtopf	5 Minuten Terrine
⚡	Gulaschtopf mit Kartoffeln	Ein Teller
✪	Hähnchen Toscana	bofrost
✪	Hähnchen-Pfanne	bofrost
⚡	Italia Salat	Kühne
⚡	Kabeljaufilet, naturbelassen	bofrost
⚡	Karottensalat	Kühne
✪✪✪	Kartoffel	Schneekoppe
✪✪✪	Kartoffelklöße	bofrost
⚡	Knackies, pflanzliche Seitan-Würstchen	Alnatura
✪	Kohlrouladen, bratfertig	bofrost
⚡	Lachsfilet	bofrost
✪	Linsensuppe	bofrost
⚡	Linsentopf mit Speck	Ein Teller
⚡	Lopino natur	Alnatura
⚡	Luxuskrabben (Grönland-garnelen)	bofrost
✪	Maultaschen-Gemüse-Pfanne	bofrost
⚡	Mehrkorn Bratlinge	Schneekoppe
⚡	Mexico-Salat	Kühne
✪✪✪	Mini Rösti-Taler	bofrost
✪	Nudelpfanne »Milano«	bofrost
⚡	Nudeltopf »Hubertus«	5 Minuten Terrine
⚡	Nudeltopf mit Fleischklößchen	Ein Teller

Bewertung	Lebensmittel	Hersteller
⚡	Nudeltopf mit Huhn	Ein Teller
✪	Original schwäbische Eierspätzle	bofrost
✪✪✪	Original schwäbische Maultaschen	bofrost
✪	Paella	bofrost
⚡	Pangasiusfilets	bofrost
⚡	Paprika-Tofu	Alnatura
✪✪✪	Pommes frites extra	bofrost
✪✪✪	Pommes frites II	bofrost
⚡	Puszta-Salat	Kühne
⚡	Räucher-Tofu	Alnatura
⚡	Ravioli »Diavoli«	Italienische Pasta Spezialitäten
⚡	Ravioli Bolognese	Ein Teller
⚡	Ravioli in Tomatensauce	Italienische Pasta Spezialitäten
✪✪✪	Reibekuchen	bofrost
⚡	Reistopf mit Huhn	Ein Teller
⚡	Riesengarnelen (Wildfang)	bofrost
✪✪✪	Rosmarin-Kartoffeln (neu)	bofrost
⚡	Rotbarschfilet, naturbelassen	bofrost
⚡	Rotbarschfilet, paniert	bofrost
✪	Schaschliktopf	bofrost
⚡	Schellfischfilet	bofrost
⚡	Schlemmerfilet »Gourmet«	bofrost
⚡	Schollenfilet, paniert	bofrost

Bewertung	Lebensmittel	Hersteller
⚡	Schollenfilets, naturbelassen	bofrost
⚡	Seelachsfilet (Köhler)	bofrost
⚡	Seitan-Medaillons	Alnatura
⚡	Selleriesalat Feinschnitt	Kühne
⚡	Selleriesalat Scheiben	Kühne
⚡	Shrimps	Magic Asia Instant Cup Snack
✪✪✪	Smoky Bacon Fries (neu)	bofrost
⚡	Soja Schnitzel, fein	Alnatura
⚡	Spaghetti Bolognese	Italienische Pasta Spezialitäten
⚡	Spaghetti in Tomatensauce	5 Minuten Terrine
⚡	Tofu Natur	Alnatura
⚡	Tofu Provence	Alnatura
⚡	Tofu Shiitake	Alnatura
⚡	Tomate	Schneekoppe
⚡	Zanderfilet (Grillprodukt)	bofrost

Aufstriche und Konfitüren

Fruchtkonfitüren sind bis auf wenige Ausnahmen unbedenklich. Aufstriche mit tierischen Inhaltsstoffen hingegen stellen eher ein Risiko für Menschen mit Histamin-Intoleranz dar. Häufig kommen dabei auch Hefeextrakte zum Einsatz, welche ebenfalls ein Negativkriterium bei der Klassifizierung darstellen. Welche Sorten Sie dennoch bedenkenlos genießen können, lesen Sie in folgenden Tabellen.

Konfitüren und süße Aufstriche

Bewertung	Lebensmittel	Hersteller
✪✪✪	Bio-Fruchtaufstrich Aprikose	Schneekoppe
⚡	Bio-Fruchtaufstrich Erdbeere	Schneekoppe
✪✪✪	Bio-Fruchtaufstrich Himbeere	Schneekoppe
✪✪✪	Diät-Cremiger Genuss	Schneekoppe
✪✪✪	Diät-Gelee Extra Quitte	Schneekoppe
✪✪✪	Diät-Konfitüre Extra Aprikose	Schneekoppe
⚡	Diät-Konfitüre Extra Erdbeere	Schneekoppe
⚡	Diät-Konfitüre Extra Erdbeer-Rhabarber	Schneekoppe
✪✪✪	Diät-Konfitüre Extra Exotic	Schneekoppe
✪✪✪	Diät-Konfitüre Extra Hagebutte	Schneekoppe
✪✪✪	Diät-Konfitüre Extra Hagebutte-Sanddorn	Schneekoppe
✪✪✪	Diät-Konfitüre Extra Holunder-Kirsche	Schneekoppe
✪✪✪	Diät-Konfitüre Extra Sauerkirsche	Schneekoppe
✪✪✪	Diät-Konfitüre Extra Schwarze Johannisbeere	Schneekoppe
✪✪✪	Diät-Pflaumenmus gewürzt	Schneekoppe
✪✪✪	Diät-Sirup	Schneekoppe
✪	Erdnussmus	Alnatura
✪✪✪	Extra Auslese Honig, feincremig	Schneekoppe
✪✪✪	Feine Auslese Honig	Alnatura
⚡	Fruchtaufstrich Erdbeere	Alnatura

Bewertung	Lebensmittel	Hersteller
✪✪✪	Fruchtaufstrich Hagebutte	Alnatura
✪✪✪	Fruchtaufstrich Himbeere	Alnatura
✪✪✪	Fruchtaufstrich Pfirsich-Maracuja	Alnatura
✪✪✪	Fruchtaufstrich Sanddorn-Orange	Alnatura
✪✪✪	Fruchtaufstrich Sauerkirsche	Alnatura
✪✪✪	Fruchtaufstrich Waldfrucht	Alnatura
✪✪✪	Mandelmus, weiß	Alnatura
⚡	Nutella	Ferrero
⚡	Nuxi Schoko-Nuss-Creme	Vitaquell
✪	Portionspackungen Diät-Konfitüre sortiert	Schneekoppe
✪✪✪	Rapshonig	Alnatura
✪✪✪	Sanddorn Honig	Rabenhorst
✪✪✪	Sanddorn ungesüßt bio	Rabenhorst
✪✪✪	Sanddorn-Wildfrucht-Orangen-Zubereitung	Schneekoppe
✪✪✪	Vielblütenhonig	Alnatura
✪✪✪	Waldhonig	Alnatura

Pikante Aufstriche

Bewertung	Lebensmittel	Hersteller
✪✪✪	Bärlauch Brotaufstrich	Alnatura
⚡	Brotaufstrich Geflügel	Nadler
⚡	Brotaufstrich Paprika-Peperoni	Nadler
⚡	Brotaufstrich Salami	Nadler
⚡	Champignon Bio-Pastete	Vitaquell

Bewertung	Lebensmittel	Hersteller
⚡	Chardonnay Bio-Pastete	Vitaquell
✪	Crema Piccante Olive	Vitaquell
✪	Crema Pikante Bärlauch	Vitaquell
✪	Crema Pikante Curry	Vitaquell
✪	Crema Pikante Gurke	Vitaquell
✪	Crema Pikante Gurke und Dill	Vitaquell
✪	Crema Pikante Leinöl/Kümmel	Vitaquell
✪	Crema Pikante Paprika	Vitaquell
✪	Delikata Bio-Pastete	Vitaquell
✪✪✪	Extra Vital Margarine	Vitaquell
✪	Feine Pastete Champignon	Schneekoppe
✪	Feine Pastete Delikatesse	Schneekoppe
✪	Feine Pastete Kräuter	Schneekoppe
✪	Feine Pastete Kräuter der Provence	Schneekoppe
✪	Feine Pastete Olive	Schneekoppe
✪	Feine Pastete Pesto	Schneekoppe
⚡	Feine Pastete Tomato d'Italia	Schneekoppe
✪	Feine Pastete Ungarisch	Schneekoppe
✪✪✪	Frühstück Bio-Pastete	Vitaquell
✪✪✪	Kräuter Bio-Pastete	Vitaquell
✪	Landvesper Bio-Pastete	Vitaquell
✪✪✪	Mandel-Karotte Bio-Pastete	Vitaquell
✪✪✪	m'Olivo Margarine	Vitaquell
✪	Olive-Kräuter	Nadler
✪✪✪	Olive-Paprika Brotaufstrich	Alnatura
✪✪✪	Paprika-Nuss Brotaufstrich	Alnatura
⚡	Pastete, alle Geschmacksrichtungen	Alnatura

Bewertung	Lebensmittel	Hersteller
⚡	Rote Linse Brotaufstrich	Alnatura
⚡	Thunfisch-Olive	Nadler
⚡	Tomate mit Basilikum Brotaufstrich	Alnatura
⚡	Tomate-Knoblauch	Nadler
⚡	Tomaten-Pastete	Alnatura
⚡	Würziger Brotaufstrich	Alnatura
⚡	Zwiebel-Schmalz	Alnatura

Cerealien

In naturbelassenem Zustand stellen Cerealien eine gesunde und bekömmliche Nährstoffquelle dar. Lediglich die Beimengung bedenklicher Lebensmittel wie Schokolade oder Erdbeeren können den Genuss bei Histamin-Intoleranz trüben. Verwenden Sie frische, pasteurisierte und ultrahocherhitze Milchsorten für Ihr Müsli oder Ihre Corn Flakes. Sollten Sie Ihr Lieblingsfrühstück dennoch nicht vertragen, so ziehen Sie die Möglichkeit einer Laktose-Intoleranz in Betracht.

Müsli und Flocken

Bewertung	Lebensmittel	Hersteller
✪	10 Früchte-10 Vitamine-Müesli	Schneekoppe
✪✪✪	5-Korn-Mischung, ganz	Alnatura
✪✪✪	5-Korn-Mischung, geschrotet	Alnatura
✪✪✪	6-Korn-Mischung	Alnatura
✪✪✪	All Bran Plus	Kellogg's

Bewertung	Lebensmittel	Hersteller
⚡	Choco Krispies	Kellogg's
⚡	Choco Krispies Cruncher	Kellogg's
⚡	Choco Krispies XXL	Kellogg's
⚡	Chocos	Kellogg's
✪✪✪	Corn Flakes	Kellogg's
✪✪✪	Corn Flakes Mehrkorn und Früchte	Kellogg's
✪✪✪	Corn Flakes Vollkorn	Kellogg's
✪✪✪	Corn Flakes Vollkorn und Früchte	Kellogg's
✪✪✪	Cornflakes	Alnatura
✪✪✪	Country Store Fruit Müsli	Kellogg's
✪✪✪	Cranberry & Dinkel-Müesli	Schneekoppe
✪	Crunchy Müsli	Sibylle Diät
✪✪✪	Crunchy Nut Corn Flakes	Kellogg's
✪✪✪	Dinkel Crunchy	Alnatura
✪✪✪	Dinkel Crunchy Waldbeere	Alnatura
✪✪✪	Dinkel Vanille Kipferl	Alnatura
✪✪✪	Dinkel-Flakes	Alnatura
✪✪✪	Dinkel-Pops	Alnatura
✪✪✪	Disney Winnie Puuh Honig-Bienchen	Kellogg's
⚡	Extra Chocolate	Kellogg's
✪✪✪	Extra Fruit	Kellogg's
✪✪✪	Froot Loops mit weniger Zucker	Kellogg's
✪✪✪	Frosties	Kellogg's
✪✪✪	Frosties mit weniger Zucker	Kellogg's
✪✪✪	Früchte-Müsli	Alnatura
✪✪✪	Goldleinsamen	Alnatura

Cerealien

Bewertung	Lebensmittel	Hersteller
✪✪✪	Goldleinsamen, geschrotet	Alnatura
✪✪✪	Hafer Crunchy	Alnatura
✪✪✪	Hafer Crunchy Apfel	Alnatura
✪✪✪	Honey Loops	Kellogg's
✪✪✪	Kinder-Früchte-Müsli	Alnatura
✪✪✪	Knusper Müsli mit Amaranth	Sibylle Diät
✪✪✪	Knusper-Haferkleie Plus	Schneekoppe
✪✪✪	Kürbiskerngranulat	Schneekoppe
✪✪✪	Leinsamen	Alnatura
✪✪✪	Leinsamen geschrotet	Schneekoppe
✪✪✪	Leinsamen Plus	Schneekoppe
✪✪✪	Leinsamen, geschrotet	Alnatura
✪✪✪	Mais Cornflakes glutenfrei	3 Pauly
✪✪✪	Maxi-Müsli	Alnatura
✪✪✪	Mehrkorn Vita-Flakes	Schneekoppe
✪✪✪	Mickys Magix	Kellogg's
✪✪✪	Multi Frucht	Alnatura
✪	Müslix Cocos	Kellogg's
✪	Müslix Haselnuss	Kellogg's
✪✪✪	Nuss-Müsli	Alnatura
✪✪✪	Pops	Kellogg's
✪✪✪	Rice Krispies	Kellogg's
⚡	Schoko Müsli	Sibylle Diät
✪✪✪	Smacks	Kellogg's
✪✪✪	Toppas	Kellogg's
✪✪✪	Toppas Choco	Kellogg's
✪✪✪	Toppas Traube	Kellogg's
✪✪✪	Vita-Flakes	Schneekoppe

Bewertung	Lebensmittel	Hersteller
✪	Vitamin Frühstück 10 Früchte	Schneekoppe
✪✪✪	Vitamin Frühstück Basis Müesli mit Betaglukanen	Schneekoppe
✪✪✪	Vitamin Frühstück Cranberry-Dinkel	Schneekoppe
✪	Vitamin Frühstück Exotische Früchte	Schneekoppe
✪	Vitamin Frühstück Früchte mit Betaglukanen	Schneekoppe
✪✪✪	VollFrucht Hochwert-Müesli	Schneekoppe
✪✪✪	Weizenkeime Plus	Schneekoppe
✪✪✪	Weizenkleie	Schneekoppe
✪✪✪	Weizen-Pops	Alnatura

Desserts und Süßwaren

Auch bei den Kleinigkeiten für Zwischendurch und Desserts spielen Art und Menge der eingebrachten Inhaltsstoffe eine wichtige Rolle. Dennoch finden sich auch in dieser Lebensmittelgruppe einige empfehlenswerte Produkte, die Sie folgenlos genießen können.

Kekse und Kleingebäck

Bewertung	Lebensmittel	Hersteller
✪✪✪	3 Pauly glutenfrei Butter-spekulatius	3 Pauly
ϟ	3 Pauly glutenfrei Oblatenleb-kuchen	3 Pauly

Bewertung	Lebensmittel	Hersteller
⚡	3 Pauly glutenfrei Weihnachtskekse	3 Pauly
✪	3 Pauly glutenfrei Dominosteine	3 Pauly
⚡	3 Pauly glutenfrei Nuss-Makronen	3 Pauly
✪✪✪	Bio Dinkel Keks	3 Pauly
⚡	Bio Teegebäck	3 Pauly
⚡	Bio Vollkorn Dinkel Schoko-Cookies	3 Pauly
⚡	Bio Vollkorn Dinkel-Schoko-Gebäck	3 Pauly
✪✪✪	Bio Vollkorn Dinkel Torteletts	3 Pauly
⚡	Diät Aprikosenkeks	3 Pauly
✪	Diät Baumkuchenspitzen	3 Pauly
✪✪✪	Diät Butterkeks	3 Pauly
✪✪✪	Diät Butterspekulatius	3 Pauly
✪	Diät Dominosteine	3 Pauly
⚡	Diät Gefüllter Keks	3 Pauly
✪✪✪	Diät Haselnusskeks	3 Pauly
✪✪✪	Diät Mürbekeks	3 Pauly
✪	Diät Printen	3 Pauly
⚡	Diät Torteletts	3 Pauly
✪✪✪	Diät Vanille Kipferl	3 Pauly
⚡	Diät Zitronen Creme Waffeln	3 Pauly
⚡	Diät-Baumkuchen-Spitzen (Konditor-Qualität)	Schneekoppe
⚡	Diät-Eiergebäck	Schneekoppe
✪✪✪	Diät-Erdnussplätzchen	Schneekoppe

Bewertung	Lebensmittel	Hersteller
⚡	Diät-Zwieback	Schneekoppe
✪✪✪	Dinkel Kekse	Alnatura
✪✪✪	Dinkel-Biscotti mit Mandeln	Alnatura
⚡	Dinkel-Brezeln	Alnatura
⚡	Dinkel-Kräcker mit Paprika	Alnatura
⚡	Dinkel-Kräcker mit Sesam	Alnatura
✪✪✪	Dinkel-Salzsticks	Alnatura
✪✪✪	Gefüllte Lebkuchenherzen	Alnatura
✪✪✪	Hafer Dinkel Kekse	Alnatura
⚡	Mais Aprikosen Keks glutenfrei	3 Pauly
⚡	Mais Keks glutenfrei	3 Pauly
⚡	Mais Kräcker glutenfrei	3 Pauly
✪✪✪	Mais Nuss Gebäck glutenfrei	3 Pauly
⚡	Mais Salzstangen glutenfrei	3 Pauly
⚡	Mais Schoko Gebäck glutenfrei	3 Pauly
⚡	Mais Schoko Keks glutenfrei	3 Pauly
⚡	Mais-Brezeln glutenfrei	3 Pauly
⚡	Mais-Salzstangen glutenfrei	3 Pauly
✪✪✪	Mandel Schnitte	Alnatura
✪✪✪	Mandel-Nuss	Schneekoppe
⚡	Mandel-Nuss-Tofu	Alnatura
✪✪✪	Oblatenlebkuchen	Alnatura
✪✪✪	Reiswaffeln mit Salz	Alnatura
✪✪✪	Reiswaffeln ohne Salz	Alnatura
⚡	Schoko Doppelkeks glutenfrei	3 Pauly
⚡	Schoko Orangen Kekse	Alnatura
⚡	Schoko Sonne Keks glutenfrei	3 Pauly

Desserts und Süßwaren

Bewertung	Lebensmittel	Hersteller
⚡	Schoko-Elisenlebkuchen	Alnatura
⚡	Sesam Kräcker glutenfrei	3 Pauly
✪✪✪	Sesam-Krokant	Alnatura
✪	Sibylle-Diät Elisen Lebkuchen	Sibylle Diät
⚡	Torteletts glutenfrei	3 Pauly
✪✪✪	Vier-Korn-Waffeln mit Sesam	Alnatura
✪✪✪	Vollkorn Apfel Keks	3 Pauly
⚡	Vollkorn Aprikosen Keks	3 Pauly
✪✪✪	Vollkorn Arche Kinderkeks	3 Pauly
⚡	Vollkorn Butter Mandel Keks	3 Pauly
⚡	Vollkorn Dinkel Keks	3 Pauly
✪✪✪	Vollkorn Dinkel-Hafer-Taler	3 Pauly
⚡	Vollkorn Dominosteine	3 Pauly
⚡	Vollkorn Hafele Keks	3 Pauly
✪✪✪	Vollkorn Ingwer-Gebäck	3 Pauly
⚡	Vollkorn Ingwer-Lebkuchen	3 Pauly
✪✪✪	Vollkorn Knabber Müslikeks	3 Pauly
✪	Vollkorn Nuss Kipferl Bio	3 Pauly
⚡	Vollkorn Orangen Keks	3 Pauly
⚡	Vollkorn Prinzess Printen	3 Pauly
✪✪✪	Vollkorn Pumuckl Keks	3 Pauly
✪✪✪	Vollkorn Sesam Krokantkeks	3 Pauly
⚡	Vollkorn Waldbeer Keks	3 Pauly
✪✪✪	Vollkorn-Butter-Keks	3 Pauly
✪✪✪	Vollkorn-Butterspekulatius	3 Pauly
✪	Vollkorn-Haselnuss-Keks	3 Pauly
⚡	Vollkorn-Schoko-Keks	3 Pauly
⚡	Vollkorn-Salzbrezeln	Alnatura
⚡	Waffelscheiben glutenfrei	3 Pauly

Riegel, Schnitten und Süßigkeiten

Bewertung	Lebensmittel	Hersteller
✪✪✪	Amaranth-Riegel	Alnatura
✪✪✪	Apfel-Frucht-Riegel	Alnatura
⚡	Appelino glutenfrei	3 Pauly
✪✪✪	Aprikosen Fruchtschnitte	Alnatura
✪✪✪	Bananen Frucht-Riegel	Alnatura
✪✪✪	Beeren Fruchtschnitte	Alnatura
⚡	Bio Dinkel Haferli	3 Pauly
⚡	Bio Knusperwaffeln	3 Pauly
✪✪✪	Bio Pfeffernüsse	3 Pauly
✪✪✪	Bio Zimt Gebäck	3 Pauly
✪✪✪	Bio-4-Korn-Reis-Snack	Schneekoppe
✪✪✪	Bio-Reis-Mais-Snack	Schneekoppe
✪✪✪	Bio-Reis-Vollkorn-Snack Amaranth	Schneekoppe
✪✪✪	Bio-Reis-Vollkorn-Snack Dinkel	Schneekoppe
✪✪✪	Bio-Reis-Vollkorn-Snack Sesam	Schneekoppe
✪✪✪	Bio-Vollkorn-Reis-Snack	Schneekoppe
⚡	Cocolino glutenfrei	3 Pauly
✪	Cookies glutenfrei	3 Pauly
✪✪✪	Cranberry	Schneekoppe
⚡	Diät Heitere Stunden	3 Pauly
⚡	Diät Schoko Sonne	3 Pauly
✪✪✪	Diät-Bunte Früchtchen	Schneekoppe
✪	Diät-Bunter FruchtGenuss	Schneekoppe
⚡	Diät-Knusper-Öhrchen	Schneekoppe

Bewertung	Lebensmittel	Hersteller
✪✪✪	Diät-Lakritz Stückchen	Schneekoppe
⚡	Diät-Mandelstäbchen	Schneekoppe
✪	Diät-Mini-Apfeltaschen	Schneekoppe
⚡	Diät-Schokolade Schokolé Espresso	Schneekoppe
⚡	Diät-Schokolade Schokolé Mint	Schneekoppe
⚡	Diät-Schokolade Schokolé Orange	Schneekoppe
⚡	Diät-Schokolade Zartbitter	Schneekoppe
⚡	Dinkel-Stangen	Alnatura
✪	Dino Kids glutenfrei	3 Pauly
⚡	duplo	Ferrero
✪	Erdnuss-Krokant-Riegel	Alnatura
⚡	Feine Bitter Orangen Schokolade	Alnatura
⚡	Feine Bitter Schokolade	Alnatura
✪✪✪	Fruchtschnitte Apfel	Schneekoppe
✪✪✪	Fruchtschnitte Apfel vital extra	Schneekoppe
✪	Fruchtschnitte Banane vital extra	Schneekoppe
✪✪✪	Fruchtschnitte Beere vital extra	Schneekoppe
✪✪✪	Fruchtschnitte Cranberry-Kirsch	Schneekoppe
✪✪✪	Fruchtschnitte Exotic ACE	Schneekoppe
✪✪✪	Fruchtschnitte Heidelbeer-Vanille	Schneekoppe
✪✪✪	Fruchtschnitte Heidelbeer-Vanille vital extra	Schneekoppe

Bewertung	Lebensmittel	Hersteller
✪✪✪	Fruchtschnitte Müesli vital extra	Schneekoppe
✪✪✪	Fruchtschnitte Multifrucht-Exotic vital extra	Schneekoppe
✪✪✪	Fruchtschnitte Orange	Schneekoppe
✪✪✪	Fruchtschnitte Orange vital extra	Schneekoppe
✪✪✪	Fruchtschnitte Sanddorn	Schneekoppe
ϟ	Giotto	Ferrero
ϟ	hanuta	Ferrero
ϟ	hanuta Minis	Ferrero
✪✪✪	Honigwaffeln	Alnatura
✪✪✪	Ingwer Frucht-Riegel	Alnatura
✪✪✪	Ingwer Stäbchen	Alnatura
ϟ	Ingwer Schoko Taler glutenfrei	3 Pauly
✪✪✪	Ingwerwürfel in Zartbitter-Schokolade	Alnatura
ϟ	Kakao-Creme-Waffeln glutenfrei	3 Pauly
ϟ	Kinder bueno	Ferrero
ϟ	Kinder bueno mini	Ferrero
ϟ	Kinder Chocofresh	Ferrero
ϟ	Kinder country	Ferrero
ϟ	Kinder country mini	Ferrero
ϟ	Kinder Freude	Ferrero
ϟ	Kinder Happy Hippo Croki	Ferrero
ϟ	Kinder Maxi King	Ferrero
ϟ	Kinder pingui	Ferrero
ϟ	Kinder Riegel	Ferrero

Bewertung	Lebensmittel	Hersteller
⚡	Kinder Schoko-Bons	Ferrero
⚡	Kinder Schokolade Mini	Ferrero
⚡	Kinder Schokolade Mini	Ferrero
⚡	Kinder Überraschung	Ferrero
✪✪✪	Kokos Makronen	Alnatura
⚡	Küsschen	Ferrero
✪	Meine kleine Tierwelt glutenfrei	3 Pauly
✪	Milch-Schnitte	Ferrero
⚡	Mini Vanillis glutenfrei	3 Pauly
⚡	Mon Chèri	Ferrero
✪✪✪	Multi-Fruchtschnitte	Alnatura
✪✪✪	Pfefferminz Schokolade	Alnatura
⚡	Pocket Coffee	Ferrero
✪✪✪	Preiselbeeren	Kühne
✪	Raffaello	Ferrero
⚡	Rocher	Ferrero
✪✪✪	Sanddorn-Frucht-Riegel	Alnatura
⚡	Schoko Nuß Riegel glutenfrei	3 Pauly
✪✪✪	tic tac fresh mints	Ferrero
✪✪✪	tic tac Icegloo Cool Acerola	Ferrero
✪✪✪	tic tac Icegloo Cool Mint	Ferrero
✪✪✪	Vielfrucht-Riegel	Alnatura
✪	Vollkorn Dino Kids im Folienbeutel	3 Pauly
⚡	Vollkorn Dino-Kids	3 Pauly
✪✪✪	Vollkorn Gefüllte Herzen	3 Pauly
⚡	Yogurette	Ferrero
⚡	Zartbitter-Schokolade	Alnatura

Bewertung	Lebensmittel	Hersteller
⚡	Zitonencremewaffeln glutenfrei	3 Pauly

Desserts

Bewertung	Lebensmittel	Hersteller
⚡	Aprikosen in Zartbitter-Schokolade	Alnatura
✪✪✪	Cola Stieleis	bofrost
⚡	Däumling Erdbeer Stieleis	bofrost
✪✪✪	Däumling buntes Stieleis	bofrost
✪✪✪	Fruchtdäumlinge	bofrost
✪✪✪	Kunterbunt	bofrost
✪✪✪	Orange (Saisonprodukt)	bofrost
✪✪✪	Orangen-Fruchteis	bofrost
✪✪✪	Rote Grütze Gartenfrüchte	Kühne
✪✪✪	Rote Grütze Gartenfrüchte leicht	Kühne
✪✪✪	Rote Grütze Sauerkirsch	Kühne
✪✪✪	Rote Grütze Waldfrüchte	Kühne
⚡	Schokopudding	Alnatura
✪✪✪	Vanillepudding	Alnatura
✪✪✪	Zitroneneis	bofrost

Saucen, Dips und Würzmittel

Bei zahlreichen Dips und Saucen kommen Tomatenmark und Branntweinessig zum Einsatz, andere kommen leider nicht ohne Hefeextrakt aus. Letzteres gilt übrigens auch für einige Würzmischungen. Die folgenden Tabellen zeigen Ihnen, welche Sorten Sie dennoch bedenkenlos genießen dürfen.

Gewürze und Würzmittel

Bewertung	Lebensmittel	Hersteller
✪✪✪	Anis, ganz	Alnatura
✪✪✪	Asiatische Küche, gemahlen	Alnatura
✪✪✪	Basilikum, gerebelt	Alnatura
✪✪✪	Blaumohn	Müller's Mühle
✪✪✪	Bohnenkraut, gerebelt	Alnatura
✪✪✪	Brotgewürz	Alnatura
✪✪✪	Curry, gemahlen	Alnatura
✪✪✪	Dillspitzen, geschnitten	Alnatura
✪✪✪	Dipgewürz, geschnitten	Alnatura
✪✪✪	Fenchel, ganz	Alnatura
⚡	Gemüsebrühe (Würfel)	Alnatura
✪✪✪	Indische Küche, gemahlen	Alnatura
✪✪✪	Ingwer, gemahlen	Alnatura
✪✪✪	Italienische Küche	Alnatura
⚡	Klare Gemüsebrühe	Alnatura
✪✪✪	Kräuter der Provence	Alnatura
✪✪✪	Kräuterprofi »Kräutermischung«	bofrost

Bewertung	Lebensmittel	Hersteller
✪✪✪	Kräuterprofi »Petersilie«	bofrost
✪✪✪	Kräuterprofi »Schnittlauch«	bofrost
✪✪✪	Kräutersalz	Alnatura
✪✪✪	Kräutersalz, jodiert	Alnatura
✪✪✪	Kümmel, ganz	Alnatura
✪✪✪	Liebstöckel, geschnitten	Alnatura
✪✪✪	Lorbeerblätter, ganz	Alnatura
✪✪✪	Majoran, gerebelt	Alnatura
✪✪✪	Meersalz	Alnatura
✪✪✪	Meersalz mit Jod und Fluor	Schneekoppe
✪✪✪	Meersalz, jodiert	Alnatura
✪✪✪	Muskatnuss, gemahlen	Alnatura
⚡	Klare Gemüsebrühe	Alnatura
✪✪✪	Nelken, ganz	Alnatura
✪✪✪	Oregano, gerebelt	Alnatura
✪✪✪	Paprika edelsüß, gemahlen	Alnatura
✪✪✪	Paprika scharf, gemahlen	Alnatura
⚡	Paprikamark	Kühne
✪✪✪	Perlsago	Müller's Mühle
✪✪✪	Petersilie, geschnitten	Alnatura
✪✪✪	Pfeffer schwarz, ganz	Alnatura
✪✪✪	Pfeffer schwarz, gemahlen	Alnatura
✪✪✪	Pizzagewürz, geschnitten	Alnatura
✪✪✪	Rosmarin, geschnitten	Alnatura
✪✪✪	Salatkräuter	Alnatura
✪✪✪	Suppengewürz	Alnatura
✪✪✪	Thymian, gerebelt	Alnatura

Soßen, Dips und Würzmittel

Bewertung	Lebensmittel	Hersteller
✪✪✪	Wacholderbeeren, ganz	Alnatura
✪✪✪	Zimt, gemahlen	Alnatura

Süßungsmittel

Bewertung	Lebensmittel	Hersteller
✪✪✪	Ahornsirup	Alnatura
✪✪✪	Akazienhonig	Alnatura
✪✪✪	Diabetiker-Süße	Schneekoppe
✪✪✪	Fruchtzucker	Schneekoppe
✪✪✪	Fruchtzucker	Müller's Mühle
✪✪✪	Goldsirup, Zuckerrübe	Alnatura
✪✪✪	Rohrohrzucker	Alnatura
✪✪✪	Süßkraft flüssig	Schneekoppe
✪✪✪	Traubenzucker (Dextrose)	Müller's Mühle
✪✪✪	Vollrohrzucker	Alnatura

Koch- und Backzutaten

Bewertung	Lebensmittel	Hersteller
⚡	Backhefe	Alnatura
✪✪✪	Weinsteinbackpulver	Alnatura
✪✪✪	Bourbon-Vanillezucker	Alnatura
✪	Ei-Ersatz	Sibylle Diät
✪✪✪	Gelier-Fruchtzucker 3:1	Schneekoppe
✪✪✪	Kartoffelstärke	Müller's Mühle

Bewertung	Lebensmittel	Hersteller
✪✪✪	Maisstärke (feine Speisestärke)	Müller's Mühle
✪	Paniermehl	Sibylle Diät
✪✪✪	Weizengrieß	Müller's Mühle

Soßen, Dips und Dressings

Bewertung	Lebensmittel	Hersteller
⚡	Aceto Balsamico di Modena	Alnatura
⚡	Agavendicksaft	Alnatura
⚡	Apfelessig	Schneekoppe
⚡	Apfelessig 5 % Säure	Kühne
⚡	Apfelessig bio	Rabenhorst
⚡	Apfelessig Kur mit Honig	Kühne
⚡	Bio-Apfelessig, naturtrüb	Schneekoppe
⚡	Bread Dip 200 ml Glas	Kühne
⚡	Chicken Dip 200 ml Glas	Kühne
⚡	Crazy Sauce, alle Geschmacksrichtungen	Kühne
⚡	Delikateß Mayonnaise 80 %	Kühne
✪✪✪	Distelöl	Alnatura
✪	Erdnusscreme mit Erdnussstücken	Alnatura
⚡	Essig + Zitrone 5 % Säure	Kühne
⚡	Exquisit Aceto Balsamico di Modena 6 % Säure	Kühne
⚡	Exquisit Condimento Balsamico	Kühne
⚡	Exquisit feiner Kräuter-Essig	Kühne

Bewertung	Lebensmittel	Hersteller
⚡	Exquisit feiner Rotwein-Essig	Kühne
⚡	Exquisit feiner Sherry-Essig	Kühne
⚡	Exquisit feiner Weißwein-Essig	Kühne
⚡	Fertige Sauce für Kartoffelsalat »Joghurt & Gurke«	Kühne
⚡	Fertige Sauce für Kartoffelsalat »klassisch«	Kühne
⚡	Gourmet Asia Sauce »China«	Kühne
⚡	Gourmet Barbecue Sauce	Kühne
⚡	Gourmet Cocktail Sauce	Kühne
⚡	Gourmet Dänische Sauce	Kühne
⚡	Gourmet Hot Chili Sauce	Kühne
⚡	Gourmet Knoblauch Sauce	Kühne
⚡	Gourmet Mexico Sauce	Kühne
⚡	Gourmet Milde Curry Sauce	Kühne
⚡	Gourmet Schaschlik Sauce	Kühne
⚡	Gourmet Steak Sauce	Kühne
⚡	Gourmet Tzatziki Sauce	Kühne
⚡	Gourmet Zigeuner Sauce	Kühne
⚡	Gurkenaufguss 5 % Säure	Kühne
✪✪✪	Italienisches Olivenöl	Alnatura
✪✪✪	Italienisches Olivenöl, Probiergröße	Alnatura
⚡	Joghurt Salatcreme 30 %	Kühne
⚡	Kühnesenf bayrisch-süß	Kühne
⚡	Kühnesenf körnig	Kühne
⚡	Kühnesenf Kräuter	Kühne
⚡	Kühnesenf mittelscharf	Kühne

Bewertung	Lebensmittel	Hersteller
⚡	Kühnesenf scharf	Kühne
✪✪✪	Mango-Fruchtsauce	Alnatura
⚡	Mayonnaise ohne Ei	Alnatura
⚡	Meerrettich tafelfertig	Kühne
✪✪✪	Olivenöl	Alnatura
✪✪✪	Olivenöl Primeur	Alnatura
⚡	Potato Dip 200 ml Glas	Kühne
⚡	Remoulade mit Kräutern, 50 %	Kühne
⚡	Remouladen Sauce, 30 % dänische Art	Kühne
⚡	Sahne Meerrettich	Kühne
⚡	Salata fertige Salatwürze Kräuterwürzig	Kühne
⚡	Salatfix American	Kühne
⚡	Salatfix Balsamico	Kühne
⚡	Salatfix Crème Fraîche	Kühne
⚡	Salatfix French	Kühne
⚡	Salatfix Gartenkräuter	Kühne
⚡	Salatfix Italian 500 ml Flasche	Kühne
⚡	Salatfix Joghurt	Kühne
⚡	Salatfix Joghurt&Garten-kräuter	Kühne
⚡	Salatfix Joghurt&Knoblauch	Kühne
⚡	Salatfix Joghurt&Zitrone	Kühne
⚡	Salatfix Kräuterwürzig	Kühne
⚡	Salatfix Thousand Islands	Kühne
⚡	Salatfix Vital! Joghurt Bär-lauch-Schalotte	Kühne

Soßen, Dips und Würzmittel

Bewertung	Lebensmittel	Hersteller
⚡	Salatfix Vital! Joghurt-Dill-Petersilie	Kühne
⚡	Salatfix Vital! Joghurt-Gartenkräuter	Kühne
⚡	Salatfix Vital! Vinaigrette Dill-Kräuter	Kühne
⚡	Salatfix Vital! Vinaigrette Paprika-Kräuter	Kühne
✪✪✪	Sanddorn-Fruchtsauce	Alnatura
⚡	Soja Sauce Shoyu	Alnatura
✪✪✪	Sonnenblumenöl	Alnatura
✪✪✪	Speise-Leinöl	Schneekoppe
⚡	Stein Universal-Tafelessig 5 % Säure	Kühne
⚡	Surol 7 Kräuter-Essig 5 % Säure	Kühne
⚡	Taco Dip	Kühne
⚡	Tafelessig 5 % Säure	Kühne
⚡	Tomate Italiano Bolognese, mit Fleisch Combibloc	Kühne
⚡	Tomate Italiano mit Knoblauch 370 g Combibloc	Kühne
⚡	Tomate Italiano mit Kräutern 370 g Combibloc	Kühne
⚡	Tomate Italiano mit Oliven 370 g Combibloc	Kühne
⚡	Tomate ItalianoTomatenstücke 370 g Combibloc	Kühne
⚡	Tomaten-Ketchup	Alnatura
⚡	Tomatenmark	Alnatura

Bewertung	Lebensmittel	Hersteller
ϟ	Tomatenmark	Kühne
ϟ	Tomatensauce – Klassik – vollfruchtig-mild	Alnatura
ϟ	Tomatensauce – Kräuter – aromatisch-würzig	Alnatura
ϟ	Tomatensauce – Olive	Alnatura
ϟ	Tomatensauce Arrabiata	Alnatura
ϟ	vegetarische Bolognese Gemüse	Alnatura
ϟ	vegetarische Bolognese Klassik	Alnatura
ϟ	Weinwürziger Essig 5 % Säure	Kühne
✪	Zitrona fruchttrüb	Kühne

Getränke

Einige Getränkesorten sind aufgrund ihrer Hauptbestandteile für Menschen mit Histamin-Intoleranz weniger oder überhaupt nicht geeignet. Ist ihr Lieblingssaft dabei? Dann sollten Sie in jedem Fall seine individuelle Verträglichkeit austesten, denn Ihre eigenen Erfahrungen können zum Teil auch von den Empfehlungen in diesem Buch abweichen. Hinsichtlich der Zusatzstoffe stellen besonders Cola- und Limonadengetränke ein Problem dar. Sie sollten generell gemieden werden und sind daher in dieser Aufstellung nicht gelistet.

Obst- und Gemüsesäfte

Bewertung	Lebensmittel	Hersteller
✪✪✪	11 plus 11 – leicht	3 Pauly
✪✪✪	11 plus 11 Multivitamin-Nektar Diät	Rabenhorst
✪✪✪	11 plus 11 Multivitaminsaft	Rabenhorst
✪✪✪	ACE für die gesunde Zelle	Rabenhorst
✪✪✪	Acerola-Aprikose	Rabenhorst
✪	Apfel-Ananas-Saft	Alnatura
✪✪✪	Apfel-Edelkirsche bio	Rabenhorst
✪✪✪	Apfelessig-Grüntee-Trunk	Schneekoppe
✪✪✪	Apfel-Karotten-Saft	Alnatura
✪✪✪	Apfel-Mango Nektar Diät	Rabenhorst
✪✪✪	Apfel-Mango-Nektar – leicht	3 Pauly
✪✪✪	Apfel-Mango-Saft	Alnatura
✪✪✪	Apfel-Mango-Saft bio	Rabenhorst
✪✪✪	Apfel-Orange-Sanddorn-Saft	Alnatura
✪✪✪	Apfelsaft	Alnatura
✪✪✪	Apfelsaft bio	Rabenhorst
✪✪✪	Apfelschorle bio	Rabenhorst
✪✪✪	Apfel-Schwarze Johannisbeere bio	Rabenhorst
✪✪✪	Aprikose bio	Rabenhorst
✪✪✪	Aprikosen-Nektar	Rabenhorst
✪✪✪	B-aktiv bio	Rabenhorst
✪✪✪	Birnen-Nektar	Rabenhorst
✪✪✪	Brombeer-Nektar bio	Rabenhorst
✪✪✪	Cranberry	Rabenhorst
✪✪✪	Fruchtschorle Apfel/Apfelsaft, gespritzt	Alnatura

Bewertung	Lebensmittel	Hersteller
✪✪✪	Fruchtschorle Apfel und Grapefruit	Alnatura
✪✪✪	Fruchtschorle Apfel und Waldfrucht	Alnatura
✪✪✪	Frühstückssaft	Alnatura
✪✪✪	Für den gesunden Durst	Rabenhorst
⚡	Gemüsesaft	Alnatura
✪✪✪	Gemüsesaft mit Bärlauch bio	Rabenhorst
✪✪✪	Gemüsesaft mit Jodsalz bio	Rabenhorst
✪✪✪	Gesunder Mix ohne Salz bio	Rabenhorst
✪✪✪	Goldtraube	Rabenhorst
✪✪✪	Grapefruitsaft	Rabenhorst
✪✪✪	Grapefruitsaft	Alnatura
✪✪✪	Heidelbeere	Rabenhorst
✪✪✪	Heidelbeere bio	Rabenhorst
✪✪✪	Heidelbeer-Nektar bio	Rabenhorst
✪✪✪	Himbeere	Rabenhorst
✪✪✪	Holunder bio	Rabenhorst
✪✪✪	Holunder-Nektar	Rabenhorst
✪✪✪	Ingwer Kur (Fruchtsaft, Gemüsesaft)	Rabenhorst
✪✪✪	Karottensaft	Alnatura
✪✪✪	Karottensaft feldfrisch	Alnatura
⚡	Kindersaft	Alnatura
✪✪✪	Kirsche	Rabenhorst
✪✪✪	Kirsche bio	Rabenhorst
✪✪✪	Kirsch-Nektar – leicht	3 Pauly
✪✪✪	Kirsch-Nektar bio	Rabenhorst
✪✪✪	Kirsch-Nektar Diät	Rabenhorst

Bewertung	Lebensmittel	Hersteller
✪✪✪	Kombucha bio	Rabenhorst
⚡	La Mancha Blanco	Alnatura
✪✪✪	Lycopin-Möhre bio	Rabenhorst
✪✪✪	Mango	Rabenhorst
✪✪✪	Möhrensaft	Schneekoppe
✪✪✪	Möhrensaft bio	Rabenhorst
✪	Multi-Saft	Alnatura
✪✪✪	Noni-Cocktail bio	Rabenhorst
✪✪✪	Orangen-Nektar Diät	Rabenhorst
✪✪✪	Orangensaft	Rabenhorst
✪✪✪	Orangensaft	Alnatura
✪✪✪	Orangen-Sanddornnektar	Schneekoppe
✪✪✪	Orange-Sanddorn-Nektar	Rabenhorst
✪✪✪	Papaya	Rabenhorst
✪✪✪	Pfirsich-Maracuja-Nektar – leicht	3 Pauly
✪✪✪	Pfirsich-Nektar bio	Rabenhorst
✪✪✪	Pflaume	Alnatura
✪✪✪	Pflaumi	Rabenhorst
✪✪✪	Preiselbeere	Rabenhorst
✪✪✪	Reine Frucht feinherb	Rabenhorst
✪✪✪	Reine Frucht halbsüß	Rabenhorst
✪✪✪	Rote Bete Most bio	Rabenhorst
✪✪✪	Rote Bete Saft	Alnatura
✪✪✪	Rote Bete Saft bio	Rabenhorst
✪✪✪	Rote-Bete-Saft	Schneekoppe
✪✪✪	Roter Eisen Nektar – leicht	3 Pauly
✪✪✪	Roter Eisen-Nektar Diät	Rabenhorst
✪✪✪	Roter Rabenhorster	Rabenhorst

Bewertung	Lebensmittel	Hersteller
✪✪✪	Roter Traubensaft bio	Rabenhorst
✪✪✪	Roter Trauben-Trunk	Schneekoppe
✪✪✪	Sanddorn bio	Rabenhorst
ϟ	Sauerkrautsaft	Alnatura
ϟ	Sauerkrautsaft bio	Rabenhorst
✪✪✪	Schwarzdorn-Nektar bio	Rabenhorst
✪✪✪	Schwarze Johannisbeere bio	Rabenhorst
✪✪✪	Schwarzer Johannisbeer-Nektar bio	Rabenhorst
✪✪✪	Schwarzer Johannisbeer-Nektar Diät	Rabenhorst
✪✪✪	Schwarzer Johannisbeer-Trunk	Schneekoppe
✪✪✪	Schwarzer-Johannisbeer-Nektar – leicht	3 Pauly
ϟ	Tomatensaft	Alnatura
ϟ	Tomatensaft bio	Rabenhorst
✪✪✪	Traubensaft	Alnatura
✪✪✪	Weizengrascocktail bio	Rabenhorst
✪	Zitronensaft	Rabenhorst
✪	Zitronensaft	Alnatura

Tee und Kaffee

Bewertung	Lebensmittel	Hersteller
✪	Brennnessel Tee mit Zitronengras	Alnatura
✪	Café Gourmet-Classic	Alnatura
✪✪✪	Energie Tee	Alnatura
✪✪✪	Erfrischungs Tee	Alnatura

Bewertung	Lebensmittel	Hersteller
✪✪✪	Fenchel Tee	Alnatura
✪✪✪	Fenchel-Anis-Kümmel Tee	Alnatura
✪✪✪	Früchte Tee	Alnatura
✪✪✪	Frühlings Tee	Alnatura
✪✪✪	Grüner Tee Gunpowder	Alnatura
✪✪✪	Grüner Tee Sencha	Alnatura
✪✪✪	Guten Abend Tee	Alnatura
✪✪✪	Guten Morgen Tee	Alnatura
✪✪✪	Hagebutten Tee mit Hibiskus	Alnatura
✪✪✪	Heißer Rabe	Rabenhorst
✪✪✪	Heißer Winterapfel	Alnatura
✪✪✪	Holunder Glühpunsch	Alnatura
✪✪✪	Holunderblüten Tee	Alnatura
✪✪✪	Kamillen Tee	Alnatura
✪✪✪	Käsepappeln Tee	Alnatura
✪✪✪	Kräuter Tee	Alnatura
✪✪✪	Lindenblüten Tee	Alnatura
✪✪✪	Malzkaffee	Alnatura
✪✪✪	Melissen Tee mit Zitronengras	Alnatura
✪✪✪	Pfefferminz Tee	Alnatura
✪✪✪	Rooibos Tee	Alnatura
✪✪✪	Rotbäckchen Multi-Gold	Rabenhorst
✪✪✪	Rotbäckchen Rot	Rabenhorst
✪✪✪	Salbei Tee	Alnatura
✪	Schwarzer Tee	Alnatura
✪✪✪	Spitzwegerich Tee	Alnatura
✪✪✪	Still Tee	Alnatura
✪✪✪	Still Tee im Aufgussbeutel	Alnatura

Bewertung	Lebensmittel	Hersteller
✪✪✪	Thymian Tee	Alnatura
✪✪✪	Weisser Tee bio	Rabenhorst
✪✪✪	Winter Früchte Tee im Aufgussbeutel	Alnatura
✪✪✪	Winter Mischung	Alnatura
✪✪✪	Winter-Kräuter-Tee	Alnatura
✪✪✪	Wohlfühl Tee	Alnatura

Sonstige Getränke

Bewertung	Lebensmittel	Hersteller
⚡	Bordeaux Rouge	Alnatura
✪✪✪	Hafer Drink Natur	Alnatura
✪✪✪	Reis-Drink Calcium	Alnatura
✪✪✪	Reis-Drink Natur	Alnatura
⚡	Soja Drink Klassik	Schneekoppe
⚡	Soja Drink Schokolade	Schneekoppe
⚡	Soja Drink Waldbeere	Schneekoppe
⚡	Soja-Drink Calcium	Alnatura
⚡	Soja-Drink Natur	Alnatura
⚡	Soja-Drink Schoko	Alnatura
⚡	Soja-Reis-Drink	Alnatura
⚡	Trinkkakao	Alnatura
✪✪✪	Vitesse – für geistige Stärke	Rabenhorst
✪✪✪	Vitesse – für gesunde Knochen	Rabenhorst
✪✪✪	Vitesse – für Nerven & Muskeln	Rabenhorst

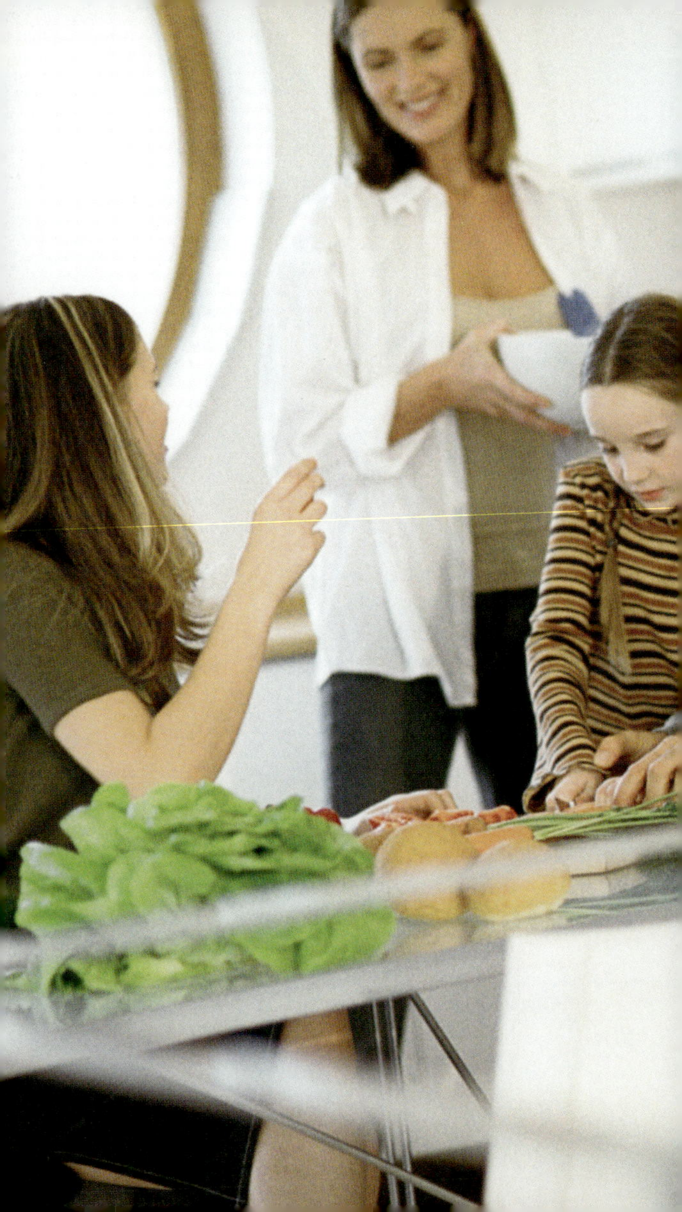

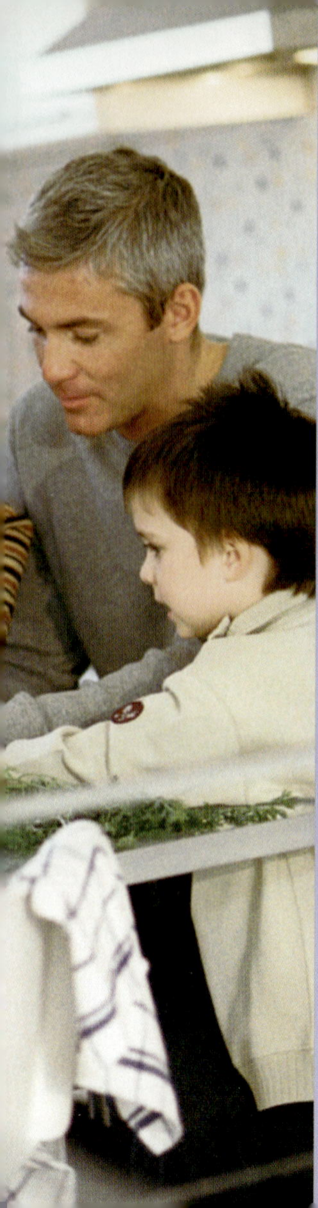

Kochen und unterwegs essen

Selbst kochen und möglichst frische Zutaten zu verwenden, ist die beste Möglichkeit, um histaminarme Mahlzeiten zu genießen.
Ab Seite 95 erhalten Sie hierzu viele Tipps und auch einige einfache Rezeptideen.
Aber auch wenn Sie auswärts essen müssen oder wollen, eingeladen oder auf Reisen sind, gibt es Möglichkeiten, die Histaminaufnahme im Griff zu behalten. Worauf Sie achten sollten, erfahren Sie auf den folgenden Seiten.

Außer Haus essen

Es ist schon nicht einfach, in den eigenen vier Wänden eine histaminarme Mahlzeit zuzubereiten. Trotz sorgfältiger Vorbereitung und gewissenhafter Einkäufe kann es leider immer wieder passieren, dass sich geringe bis größere Mengen an Histamin in das Essen einschleichen. Aber immerhin kann man dieses Risiko durch entsprechende Maßnahmen auf ein akzeptables Minimum reduzieren und vermeidet so das unangenehme Gefühl, seinen gesundheitlichen Beeinträchtigungen tatenlos ausgeliefert zu sein.

Beim Essen außer Haus sieht die Situation leider anders aus. Egal, ob im Restaurant, in der Kantine, bei Freunden oder an der Imbissbude: Über die entscheidenden Kriterien wie Frische der Speisen, Zutaten und Zusatzstoffe, Lagerung, Herkunft oder Sorte weiß man in der Regel nichts. Wer sich vor Ort nach dem zu erwartenden Histamingehalt erkundigt, erntet in der Regel nur ein Achselzucken. Und so bleibt einem als Betroffene(r) leider nichts anderes übrig, als das Risiko einer Histaminkontamination durch die Auswahl geeigneter Speisen zu minimieren und im Zweifelsfall eine Zutat oder auch die gesamte Mahlzeit zu meiden.

Der Restaurantbesuch

Eine köstliche Mahlzeit in Ihrem Lieblingsrestaurant kann üble Folgen haben, muss sie aber nicht. Was zu Anfang vielleicht am meisten schmerzt, ist die Tatsache, dass die übrigen Gäste ihre Speisenauswahl nach Appetit und Laune treffen. Sie müssen jedoch zunächst einmal alle angebotenen Speisen nach dem Kriterium der Verträglichkeit aussieben und haben am Ende nur wenige unbedenkliche Gerichte zur Auswahl. Das muss nicht bedeuten, dass alle anderen Gerichte gesundheitliche Probleme hervorrufen. Doch besonders zu Anfang Ihrer Diät sollten Sie die größten Risiken ausschließen, bis Sie genügend Erfahrung gesammelt haben.

Es liegt auf der Hand, dass Sie Getränke wie Rot- und Weißwein, aber auch Bier und Aperitif tunlichst meiden sollten. Bedenken Sie in dem Zusammenhang, dass histaminhaltige Speisen gemeinsam mit Alkohol bedeutend schlechter vertragen werden als ohne.

Vorspeisen

Bereits bei der Vorspeise tauchen die ersten Probleme auf: Kritisch ist beispielsweise ein Salat, der mit Essig angemacht serviert wird. Hier haben Sie in der Regel die Möglichkeit, auf Nachfrage den Salat selber anzumachen oder um ein spezielles Dressing ohne den Zusatz von Essig zu bitten. Wird Brot dazu gereicht, so sollten Sie auch hier eisern sein und, wenn überhaupt, nur wenig dazunehmen. Kein Restaurant dieser Welt hat hefefreie Brotsorten auf der Speisekarte.

Auch die Suppe als Vorspeise muss nicht unbedenklich sein. Sind tierische Bestandteile darin enthalten, so stellt sich die Frage nach der Dauer der Zubereitung und Lagerung. Nicht alle Speisen werden an dem Tag gekocht, an dem Sie auf den Tisch kommen. Häufig wird zudem fertige Brühe verwendet, die Hefeextrakt enthält.

Hauptgericht

Die Auswahl des Hauptgerichtes richtet sich dann nach den bekannten Kriterien, auf die hier im Einzelnen nicht wieder eingegangen werden soll. Gehen Sie aber bei zusammengesetzten Lebensmitteln deren Zutaten in Gedanken durch und prüfen Sie diese sorgfältig: Enthält die Soße vielleicht einen Schuss Rotwein? Ist »frischer Seefisch« in der Mitte des Landes wirklich fangfrisch? Wäre ein Schnitzel ohne Panade nicht nur fettärmer, sondern auch hefefrei? Und von welcher Sorte ist der Käse? Bei Hauptspeisen mit Beilage ist häufig ein Bestandteil nicht zu empfehlen. Verteufeln Sie deswegen aber nicht das gesamte Gericht, sondern fragen Sie nach Alternativen oder nehmen Sie von diesem dann einfach wenig oder nichts zu sich.

Leider gehen nicht alle Köche mit verderblichen Speisen sehr verantwortungsvoll um. So stehen große Thunfischdosen beim »Italiener um die Ecke« nicht selten mehrere Tage lang geöffnet in der Küche, und selbst Hackfleisch wird in vielen Restaurants entgegen besseren Wissens mehrmals aufgewärmt oder länger als einen Tag aufbewahrt. Meiden Sie daher in Restaurants Speisen, die zu raschem Verderb neigen. Wenn überhaupt, sollten Sie Fischgerichte ausschließlich in hochwertigen Spezialitätenrestaurants bestellen.

Schnellrestaurants

Lebensmittel aus Schnellrestaurants sind für Menschen mit Histamin-Intoleranz nur bedingt geeignet. Zwar verfügen moderne Ketten über gute Hygienestandards und kontrollierte Lagerungs- und Herstellungsmethoden. Doch die Liste der verwendeten Farbstoffe, Aromen, Triebmittel, Konservierungsstoffe, Geschmacksverstärker und anderer Nahrungsmittelzusätze ist vergleichsweise lang. Sie werden verwendet, um die Geschmacksempfindungen der Verbraucher darüber hinwegzutäuschen, dass es sich bei dem Essen um Massenware handelt und nicht um frisch zubereitete Speisen aus der Küche. Diese Stoffe bergen insbesondere für Pseudoallergiker ein unwägsames Risiko. Natürlich enthalten auch die für Hamburger und Sandwiches verwendeten Brötchen Hefe und eine Reihe weiterer Zusatzstoffe.

Imbissbuden

Ebenfalls erfolgreich bieten viele kleine Imbiss- oder Döner-/Gyros-Buden individuelle Spezialitäten aus verschiedenen Kulturbereichen an. Leider lässt der verantwortungsbewusste Umgang mit Lebensmitteln bei diesen Anbietern oft zu wünschen übrig. Fleischwaren liegen häufig ohne ausreichende Kühlung frei aus, was besonders bei hohen Außentemperaturen zu schnellem Verderb führt. Curry- oder Bratwurst, beides Hackfleischspeisen, liegen nicht selten stundenlang in brütender Hitze auf dem Grill, bevor sie auf den Teller kommen. Und ein Gyros- oder Dönerspieß kann sogar über mehrere Tage hinweg vor sich hinbrutzeln, bis der Verbraucher in seinen Genuss kommt. Hierbei können sich exorbitante Histaminwerte entwickeln, die auch gesunden Menschen schwer zu schaffen machen. Zum Frittieren werden meist minderwertige Fette benutzt, die nicht oft genug ausgewechselt werden.

Auf der Arbeit: Kantinenessen

Die meisten warmen Mahlzeiten werden hierzulande in Kantinen oder Mensen eingenommen. Einer Studie zufolge zählen deutsche Kantinen pro Jahr 2,24 Milliarden Besucher und machen 5,12 Milliarden Euro Umsatz. Kantinenpersonal ist meist geschult in Sachen Lebensmittelhygiene. Doch wenn Hunderte oder gar Tausende von Speisen zeitgleich serviert werden müssen, so lässt sich eine längere Zwischenlagerung von zubereiteten Bestandteilen nicht vermeiden. Dies gilt natürlich auch für die Fleisch- und

Fischportionen, welche von Betroffenen mit Bedacht gewählt werden sollten. Oft lagern Sie bereits seit Stunden bei hohen Temperaturen und entwickeln so schnell hohe Histaminkonzentrationen.

Meiden Sie in Kantinen auf jeden Fall Hackfleischspeisen, Würste und Fisch sowie tierische Lebensmittel, an deren Frische Sie aufgrund des äußeren Erscheinungsbildes Zweifel haben. Selbst Gemüsebeilagen sind nicht immer unbedenklich. Oft werden Sie in Rahmsoße serviert, welche unter Umständen Hefeextrakt enthält. Auch die verwendete Milch neigt bei warmer Lagerung zu schnellem Verderb. Weitere Zusatzstoffe, Tomatenmark, paniertes Fleisch (Hefe!) und viele Unwägbarkeiten machen das Kantinenessen zu einem Wagnis für Menschen mit Histamin-Intoleranz. Tipp: Versorgen Sie sich über den Tag mit eigens mitgebrachten kalten Snacks und nehmen Sie erst am Abend eine warme Mahlzeit zu sich.

Einladungen

Essenseinladungen, Feiern und Veranstaltungen stellen Betroffene häufig vor ein Problem. Vielen Menschen ist es unangenehm, Freunde und Bekannte mit Ihren Diätvorschriften zu konfrontieren und dadurch womöglich einen Extraaufwand bei der Bewirtung hervorzurufen. Auch ist man es schnell leid, Außenstehende ständig aufs Neue aufzuklären, da man an einem unbeschwerten Abend nur ungern seine Ernährungssituation zum Thema macht.

Versuchen Sie, am besten so diskret wie möglich, bereits im Vorfeld Informationen über die angebotenen Speisen einzuholen. Finden Sie heraus, ob Fisch- oder Hackfleischspeisen auf dem Plan stehen. Verweisen Sie im Bedarfsfall kurz auf die Unverträglichkeit von Fisch und Wein und gehen Sie nicht völlig ausgehungert zu Ihrer Verabredung. So werden Sie Ihr Vergnügen an dem geselligen Ereignis haben, auch wenn Sie nur eine Beilage essen dürfen.

Unterwegs und zwischendurch

Sind Sie unterwegs, so planen Sie bereits im Vorfeld Ihre Reiseverpflegung mit ein. Es ist schon schwierig genug, in heimischen Gefilden vertrauenswürdige Anbieter von frischen und unbelasteten Speisen zu finden. Noch schwieriger wird es, wenn Sie, wie im Urlaub oder auf Geschäftsreisen üblich, nicht wissen, was Sie erwartet.

Hefefreies Brot können Sie – in luftdichter Folie verpackt – von Zuhause mitbringen. So haben Sie zum Frühstück und bei Bedarf auch abends Ihren Bedarf an Kohlenhydraten gedeckt. Kleine Snacks für Zwischendurch sollten Sie ebenfalls dabei haben, da die Auswahl sehr eingeschränkt ist. So vermeiden Sie, aus lauter Heißhunger die falsche Wahl zu treffen.

TIPP

Außer Haus essen

- Meiden Sie Fisch- und Hackfleischgerichte, wenn Sie auswärts essen.
- Um sich langwierige Erklärungen zu ersparen, verweisen Sie zur Vereinfachung auf eine Allergie.
- Seien Sie kritisch bei tierischen Speisen und essen Sie nur dort, wo Sie auf einen verantwortungsbewussten Umgang mit Lebensmitteln vertrauen können.
- Meiden Sie Schnellrestaurants und Imbissbuden.

TIPP

- Bevorzugen Sie frische und wenig verarbeitete Speisen ohne Zusatzstoffe und raffinierte Zubereitungen.
- Nehmen Sie sich kalte Mahlzeiten mit zur Arbeit, um nicht stets auf die Kantine angewiesen zu sein.
- Tragen Sie auf Reisen Snacks und kleine Zwischenmahlzeiten bei sich, um heißhungerbedingte Diätsünden zu vermeiden.
- Gehen Sie nicht völlig ausgehungert zu Einladungen und Festen.
- Nehmen Sie hefefreie Brotsorten mit, wenn Sie auf Reisen gehen.

»Täglich eine warme Mahlzeit muss sein«, sagt der Volksmund. Doch ernährungswissenschaftlich betrachtet ist dies nicht ganz richtig. Schließlich ist es problemlos möglich, auch aus kalten Lebensmitteln eine abwechslungs- und nährstoffreiche Kost sicherzustellen. Doch der Sinn dieser Volksweisheit ist ein anderer: Viele gekochte Lebensmittel können wir im Rohzustand gar nicht essen – wie etwa Kartoffeln oder Bohnen. Bei Fleisch und Fisch gesellt sich der hygienische Aspekt hinzu: Durch Kochen oder Braten werden Keime abgetötet. Dies ändert zwar nichts am gegenwärtigen Histamingehalt, verringert aber die künftige Histaminentwicklung. Außerdem enthalten klassische warme Mahlzeiten oft eine sinnvolle Mischung aus Eiweiß, Kohlenhydraten, Fett und Vitaminen. Und natürlich schmecken die meisten Lebensmittel im warmen Zustand einfach besser!

Selbst kochen

Die wichtigste Erkenntnis vorweg: Kochen macht Spaß! Betrachten Sie es daher nicht als unvermeidliche Vorbereitung der Nahrungsaufnahme. Finden Sie stattdessen Freude daran, Ihrer Kreativität freien Lauf zu lassen und neue Geschmackserlebnisse zu erfahren. Gemeinsames Kochen bietet darüber hinaus die beste Garantie für gesellige Stunden.

Selbst Gekochtes wird nur selten völlig histaminfrei sein. Durch sorgfältige Auswahl der Zutaten wird es Ihnen jedoch gelingen, den Histamingehalt auf ein gut verträgliches Minimum zu reduzieren. So lässt sich selbst das opulenteste Mahl sorgenfrei und folgenlos genießen. Seien Sie nur aufmerksam bei der Auswahl der Lebensmittel und gehen Sie sorgsam damit um. In diesem Kapitel erfahren Sie, welchen Einfluss die Aufbewahrung und Zubereitung von Speisen für deren Histamingehalt hat.

Warum der Histamingehalt steigt

Histidin ist eine eiweißbildende Aminosäure, die sich in besonders großen Mengen in Lebensmitteln tierischer Herkunft befindet. Aus ihr entsteht im Zuge der Lagerung und Weiterverarbeitung eines Lebensmittels Histamin. Dieser Prozess geschieht besonders schnell, wenn Mikroorganismen an der Entstehung und Reifung beteiligt sind. Aus diesem Grund können Käse, Salami oder Wein zu einer wahren »Histaminbombe« heranreifen. Aber auch ohne diese Mikroorganismen kann sich ein hoher Histaminwert entwickeln. Begünstigt wird dies durch das Erwärmen histidinhaltiger Speisen und deren Lagerung unter Einwirken von Sauerstoff. Daher sollten Sie alle tierischen Lebensmittel in Ihrem Haushalt stets gut kühlen, mittels Alu- oder Frischhaltefolie luftdicht verpacken und nie lange aufbewahren. Ein wiederholtes Aufwärmen von tierischen Lebensmitteln sollte für Sie tabu sein. Bereiten Sie daher nur Portionsgrößen vor, die Sie auch direkt verzehren können.

TIPP

Histaminfreies Brot backen

Stellen Sie Ihr hefefreies Brot doch einfach selber her! Es ist garantiert histaminfrei und gut bekömmlich. Mit wenig Aufwand zaubern Sie zum Beispiel ein köstliches Sauerteigbrot. Sie benötigen dazu 500 g Brotmehl (zum Beispiel Detmolder Art), 2 Teelöffel Weinsteinbackpulver, 250 g Trockensauerteig hefefrei, 2 EL Öl und 400 ml Mineralwasser.
Und so wird's gemacht: Mischen Sie Mehl und Backpulver sowie Sauerteig und lauwarmes Mineralwasser und verkneten Sie beides mit Öl zu einem zähen Teig. Geben Sie den Teig in eine gefettete Kastenform und streichen Sie ihn glatt. Lassen Sie die Form im lauwarmen Backofen eine Stunde gehen. Dann backen Sie das Brot im vorgeheizten Ofen eine Stunde lang bei 200 Grad. Um eine knusprige Kruste zu erhalten, pinseln Sie das Brot nach 50 Minuten mit Öl oder Butter ein.

Histamin ist thermostabil

Leicht verderbliche Speisen werden auch deswegen erhitzt, um darin befindliche Keimen oder Viren abzutöten. Leider führt diese Methode bei Histamin nicht zum Erfolg. Histamin ist eine thermostabile Substanz, der weder Hitze noch Kälte etwas anhaben können. Es existiert auch keine andere Küchenmethode, die den Histamingehalt eines Lebensmittels im Rahmen seiner Zubereitung senken kann. Kochen, Braten oder Dünsten verbessert die Verträglichkeit bei Histamin-Intoleranz also nicht.

Die Umwandlung des Stoffes Histidin in Histamin lässt sich lediglich verlangsamen, indem man ein Nahrungsmittel kühlt oder – noch besser – einfriert. Daher ist es ratsam, frisches Fleisch luftdicht verpackt einzufrieren, um seinen Verderb zu verlangsamen. Tun Sie dies am besten direkt, sobald Sie vom Metzger oder aus dem Supermarkt zurückgekehrt sind.

TIPP

Histaminfreies Salat-Dressing

Nahezu alle Salatsoßen werden mit Essig zubereitet und enthalten daher viel Histamin. Aber es geht auch ohne: Ersetzen Sie den Essig einfach durch Zitronensaft oder (hefefreie) Brühe. Oder mixen Sie ein süßes Dressing: Mischen Sie 1 EL Ahornsirup, 2 EL Zitronensaft, 4 EL Öl, 1 EL Wasser, Salz und Pfeffer sowie frische Gartenkräuter gut untereinander. Die Soße hält mehrere Tage im Kühlschrank und passt gut zu allen gemischten Salaten.

Die richtige Lagerungstemperatur

Auch wenn Fleisch gut aussieht und keinen Geruch hat, so sagt das nichts über seinen Histamingehalt aus. Die folgende Tabelle zeigt Ihnen am Beispiel »Fleisch« die Entstehung von Histamin in Abhängigkeit zur Lagerungstemperatur. Aus den Daten wird ersichtlich, dass der Histaminwert bei unsachgemäßer Lagerung um ein Vielfaches schneller ansteigt.

Histamingehalt von Fleisch in mg/kg

Tag	bei 4°C	bei 24°C
1	0,1	0,1
2	1,5	8,4
3	3,3	18,2
4	6,9	32,9
5	9,7	63,3

Es muss nicht immer Alkohol sein

Sind Gäste zu Besuch, so ist auch häufig Alkohol im Spiel. Aber ein Glas Wein zum Essen muss nicht unbedingt sein, probieren Sie doch stattdessen einfach mal ein Glas Traubensaft mit einem Spritzer Mineralwasser. Und wie wäre es im Anschluss daran mit einem alkoholfreien Cocktail? Das nachfolgende Mixrezept ist garantiert nebenwirkungsfrei und eignet sich nicht nur für Autofahrer!

TIPP

Cocktail aus Mangosirup und Maracujanektar

Mischen Sie je 4 cl Mangosirup, Maracujanektar, Orangensaft und Grapefruitsaft mit Eis in einen Shaker und servieren den Cocktail in einem Longdrinkglas auf Eis.

Was Sie sonst noch tun können

Bei der Entstehung von Histamin spielen auch hygienische Aspekte eine Rolle. Achten Sie daher stets auf vorbildliche Sauberkeit Ihrer Küchengeräte sowie von Pfannen, Töpfen, Besteck und Geschirr. Vorsicht ist geboten bei alten Schneidebrettern aus Holz, in deren Ritzen sich Keime in großen Mengen angesammelt haben. Sie sollten unmittelbar nach Gebrauch sehr sorgfältig gespült werden. Sobald sie gröbere Gebrauchsspuren aufweisen, wechseln Sie sie aus. Reinigen Sie auch Ihren Kühlschrank regelmäßig von innen und achten Sie darauf, dass auf den Böden oder Regalen keine Essens- oder Getränkereste kleben.

Gesund kochen – ein paar Tipps

Viele Vitamine und Mineralstoffe sind wasserlöslich. Beim Kochen löst sich ein hoher Anteil dieser wertvollen Bestandteile und wird mit dem überschüssigen Kochwasser weggeschüttet. Garen Sie Gemüse daher nur kurz und mit wenig Wasser. Sie schonen dadurch Vitamine und Mineralstoffe. Außerdem behalten die einzelnen Zutaten ihren Eigengeschmack, so dass Sie auf die Zugabe von Kochsalz weitgehend verzichten können.

Gehen Sie sparsam mit Bratfett um. Durch die Verwendung hochwertiger Pfannen sparen Sie Kalorien und bringen den natürlichen Fleischgeschmack voll zur Geltung. Vorteil: Das Fleisch brät im eigenen Saft, wird außen schön knusprig und bleibt innen zart.

Gesund leben fängt im Kopf an

Stellen Sie sich doch bitte einmal vor, wie Ihr Leben ohne jegliche Gesundheitsbeeinträchtigung aussehen könnte. Wie würden Sie sich fühlen, wenn Sie keinerlei Befindlichkeitsstörungen mehr erleiden müssten, ein optimales Gewicht hätten und ein Überfluss an Energie zur Verfügung stünde? Was würden Sie damit anstellen?

Es liegt an Ihnen, diesen Zustand zu erreichen. Zumindest Ihre ernährungsbedingten Probleme können Sie mit ein wenig Disziplin, Neugierde und Durchhaltevermögen für immer beseitigen. Wer sich mit gesunder Ernährung auseinander setzt, der bereitet nicht nur seinem Gaumen eine Freude. Gehen Sie auf Entdeckungsreise und lassen Sie sich auf neue Erfahrungen ein. Man kann seine Ernährung nicht ändern, ohne sich selbst zu verändern. Und umgekehrt gilt: Wer seine Ernährung verändert, der verändert sein Leben. Viel Erfolg dabei!

Adressen und Internetseiten

Internetplattform zu den Themen Histamin-Intoleranz, Fructose-Intoleranz, Laktose-Intoleranz und Reizdarmsyndrom. Mit Online-Shop, Ernährungsberatung, Patientenseminaren, Prospektversand u. v. m.:

Laktonova Gesundheitsprodukte
Münstereifeler Str. 33a
D-50937 Köln
Tel.: 0221/510 87 07
Fax: 0221/510 87 08
(keine medizinische Beratung)
Internet: www.pseudoallergie.de
E-Mail: kontakt@laktonova.de

Informationen über die Histamin-Intoleranz.
Mit Bestellmöglichkeit zu Betacur, ein diätetisches Nahrungsergänzungsmittel zur besonderen Ernährung bei Histamin-Intoleranz im Rahmen eines Diätplans:
Internet: www.betacur.de

Patientenservice zu den Themen Allergien, Asthma und Neurodermitis:
Deutscher Allergie- und Asthmabund e. V.
Fliethstr. 114
D-41061 Mönchengladbach
Tel.: 02161/81 49 40
Internet: www.daab.de
E-Mail: info@daab.de

Der Wissenschaft verpflichtet – Ihr Partner
für Essen und Trinken:
Deutsche Gesellschaft für Ernährung e. V.
Godesberger Allee 18
D-53175 Bonn
Internet: www.dge.de

Kostenlose Informationsbroschüren und aktuelle
Zutatenlisten der Marken Knorr, Becel, Bertolli,
Du darfst, Lipton, Pfanni, Mondamin, Bifi, Mazola u. a.:
Ernährungs Forum
Serviceabteilung von Unilever Deutschland
Dammtorwall 15
D-20355 Hamburg
Tel.: 040/34 93 19 88
Fax: 040/34 93 19 99
Internet: www.ernaehrungs-forum.com
E-Mail: Ernaehrungs-forum@unilever.com

Deutsche Gesellschaft zur Bekämpfung der Krankheiten
von Magen, Darm und Leber sowie von Störungen des
Stoffwechsels und der Ernährung (Gastro-Liga) e. V.
Friedrich-List-Straße 13
D-35398 Gießen
Tel.: 0641/97 48 10
Fax: 0641/974 81 18
Internet: www.gastro-liga.de
E-Mail: geschaeftsstelle@gastro-liga.de

Nationale Kontakt- und Informationsstelle zur Anregung
und Unterstützung von Selbsthilfegruppen: NAKOS
Wilmersdorfer Str. 39
D-10627 Berlin
Tel.: 030/31 01 89 60
Fax: 030/31 01 89 70
Internet: www.nakos.de
E-Mail: selbsthilfe@nakos.de

Bibliografische Information
der Deutschen Bibliothek
Die Deutsche Bibliothek verzeichnet diese Publikation in der Deutschen Nationalbibliographie; detaillierte bibliografische Daten sind im Internet
über http://dnb.ddb.de abrufbar.

Programmplanung:
Uta Spieldiener
Redaktion: Anne Bleick
Umschlaggestaltung und Layout:
CYCLUS Visuelle Kommunikation, Stuttgart

Bildnachweis:
Umschlagfoto: Chris Meier
Fotos im Innenteil: Archiv der Thieme Verlagsgruppe

1. Auflage

Oswald-Hesse-Straße 50, 70469 Stuttgart
Printed in Germany 2006

Satz: Fotosatz Buck, Kumhausen
Druck: Westermann Druck Zwickau GmbH, Zwickau

Gedruckt auf chlorfrei gebleichtem Papier

ISBN 3-8304-3319-0
ISBN 978-3-8304-3319-4

1 2 3 4 5 6